不安・イライラが
スッと消え去る

「安心のタネ」の育て方

The simple ways to feel safer

ポリヴェーガル理論の第一人者が教える47のコツ

神経セラピスト
浅井咲子

大和出版

あなたは、次のチェックリストに、いくつ当てはまりますか？

- ✔漠然とした不安がいつもある
- ✔落ち着かない、そわそわする
- ✔休みたいのに、なぜだか休まらない
- ✔いつも、テンションが高い、興奮している気がする
- ✔なぜだかすぐに疲れてしまう
- ✔緊張と疲労を繰り返しているような気がする
- ✔肩こりや頭痛などがひどい
- ✔胃腸が弱く、お腹を壊しやすい
- ✔匂い、音、光、人から受ける影響に敏感

✔人といると気を使って後でぐったりしてしまう
✔休日は平日の疲れで何もしたくない
✔時々とてもハイカロリーなジャンクフードが食べたくなる
✔お酒を飲むことでリラックスしようとする
✔甘いものとカフェインのコンビが大好き
✔エナジードリンクをしばしば飲んでいる

毎日満員電車に揺られたり、長時間パソコンやスマホを見っぱなしだったり、照明に一日中当たっていたり……。私たちは、音、情報などによる刺激や、人と接することによる緊張などに、四六時中さらされています。

これらによって、神経には大きな負担がかかり、緊張と疲労を繰り返しているのです。この神経とは、自律神経のことを指します。自律神経は、すべての内臓や分泌腺などを通っており、心臓と全身の血管、内臓、平滑筋、汗腺などの活動を調整しています。意志とは関係なく機動しているので自律神経と言うのですが、この神経をどうケアして、自分の味方にしていくか、それにはコツがいるのです。

そこで本書では、「自分を大事にする科学」とも言える、ストレス改善&トラウマケアの最新理論であるポリヴェーガル理論をもとにしたワークで、**神経とうまくつき合うコツを習得していただきます**。これによって、**あなたの中に「安心のタネ」を育てる**のです（ポリヴェーガル理論の詳細は本文に譲ります）。

本書を読み進め、ワークを日常に取り入れていただくうちに、自分の扱い方がだんだん上達し、緊張と疲労のパターンが改善されるはずです。

すると、刺激から自分を守ろうとしなくても、快適な生活が送れるようになります。

人は、「安心できない」「安心した」などとよく口に出します。ですが、そもそも、この「安心」とは、なんでしょうか？

辞書で調べてみると、「気にかかることがなく心が落ち着いている」と出てきます。

これを神経の状態からの視点で見た場合、**個人の主観に基づく、人との関係性や環境への信頼感覚**となります。「安心」とは、あくまでも感覚的なもので、国際標準の定義など客観的な条件が存在する「安全」とは異なるということです。

人が「安心」を得るためには、実は神経に「安心の土台」を育む必要があります。

この土台を持っているからこそ、人と楽しくおしゃべりしたり、必要なときに助けを求めたり、仕事を楽しみ、勇気を持ってチャレンジしたり、身体を健やかに保ったりすることができる。この「土台」が「安心のタネ」なのです。

私は、２００４年にポリヴェーガル理論に出会い、現在では、私が主催するセラピールームで、セラピーやカウンセリングに取り入れています。

私が行うセラピーでは、どのように「安心のタネ」を撒き、日常的に育むのかを課題にしてきました。

そのセラピーやカウンセリングの中で、次の2つの柱をもとにして試行錯誤することで、本書で紹介する手法にたどり着きました。

- **日常の中で「習慣として」取り入れられる**（簡単な日課・エクササイズ）
- **対症療法的に取り入れられる**（調子を崩したときや問題が出たとき）

ですから、本書で紹介するどのワークもあなたの日常に取り入れやすく、いざ不安や怒りなど、対処に困ったときにも活用できる手法になっているはずです。

このワークを通じて、「安心」の感覚をつかんでもらい、後は自分で試しながら「安心のタネ（土台）」を育ててください。

これを大体、2カ月くらいのスパンで見直したり、修正を入れたりすると、パターン化された緊張や疲労、過敏性に変化が訪れます。そして今まで、心配や不安、イライラ、落ち込みなどに奪われていた活力を、自身を喜ばせることに使えます。

それは、**くつろいで人とかかわったり、自分1人でいても安心していられたりする**ということ。「安心」のカラクリを知れば、いつも気楽な状態で、たまに負荷やチャレンジを試み、次に何が起こるのかにわくわくすることができます。

そして、がつがつ自分で舵を取って行動するよりも、何倍も幸せで満たされることがわかります。

本書で、あなたの神経に「安心のタネ」を撒いてください。

そして、心からの「安心」を、あなたの中に育てましょう。

神経セラピスト／公認心理師　浅井咲子

「安心のタネ」の育て方　もくじ

あなたの心と身体、「安心」できていますか？

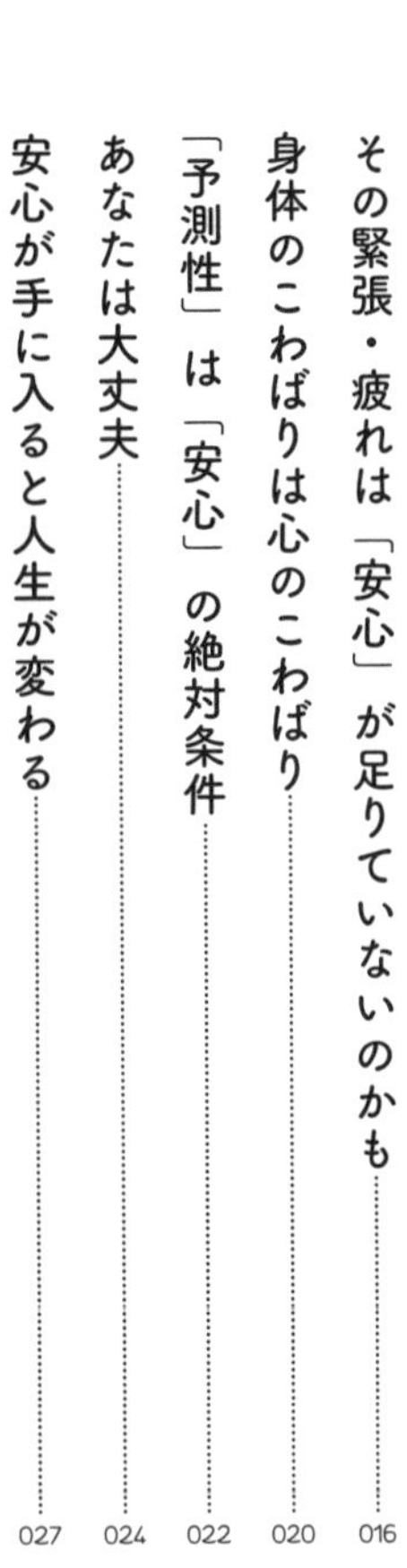

第1部 「安心」のカギは、3つの神経と4つのモード

第2部 「安心」を育てる2つのスイッチ・47のワーク

First

バックスイッチ18
～一人でほっこり、のびのびリラックス～

Second

フロントスイッチ29

～つながりモードを育て、温かリレーションをつくる～

おわりに　いつも、何があっても、「安心」に戻って来られる

※本書では読みやすさを考慮し、
「腹側迷走神経複合体」「背側迷走神経複合体」を、
「腹側迷走神経」「背側迷走神経」と表記しています。

編集協力／中村富美枝
イラスト／キタハラケンタ
DTP／一企画
デザイン／chichols

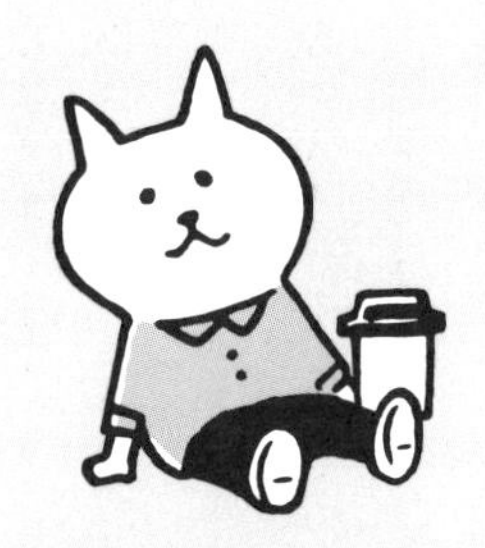

あなたの心と身体、
「安心」
できていますか？

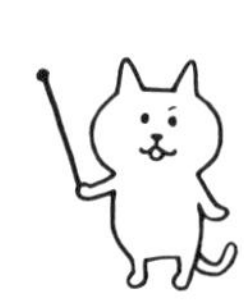

「すぐに悪いほうへ考えて落ち込んでしまう」

「たえずイライラしている」

「心の底からリラックスできない」

「やたらと疲れてしまう」

「眠っても疲れが取れない」

「人に会った後にぐったりしてしまう」

「私、ひょっとしたら繊細さん？」


私のセミナーには、こうした悩みを抱えた人たちが多く訪れます。

その方たちは、バリバリと仕事をしている人、仕事も家のことも〝きちんと〟している人、子育てに大忙しの人。

また、短気で怒りっぽい人、引っ込み思案で人見知りの人、物静かで控えめな人、お人好しで面倒見の良い人など、本当にさまざまです。

一見、共通項はないように思えますが、実は皆さん**何かしら自分自身に無理を強いており、自らを心身ともにヘトヘトにしている**のです。

あなたも覚えがありませんか？

職場や地域社会だけでなく、家族やパートナー、気心の知れた友人など、本来なら緊張する必要のないような相手と一緒にいるときでさえ、ドキドキイライラしてしまう。そして後で、ぐったり……。

「なんでこんなに疲れたり、怒ったり、緊張したりしてしまうんだろう……」

と、自分でも不思議に思ってしまいます。

これは、かつての私自身のエピソードですが、これらが起こるのは、**「安心」が足りていないのが理由**です。

はじめにでもお伝えしましたが、「安心」とは、そもそも個人の主観に基づく、**人**

との関係性や環境への信頼感覚です。

あくまでも感覚的なもので、客観的に外側の条件で示される「安全」とは異なります。

「安心」を神経の観点から言うと、身体の内部の感覚である内受容感覚と自律神経の予測性がある状態と言うことができます。

これは、良い内臓の働きからくる心地良い「身体感覚（内受容感覚）」と、不快になっても時間が経てば改善するという「予測性」があるということです。

では、「不安」とは、何でしょうか？

これは、起こりうる危険に対して生じる感情で、危機的な状況から自分を守るために欠かせないものです。

この**不安の感情は、実は身体の内側の〝不快な感覚〟から起こります。**

〝不快な感覚〟とは、自律神経の予測がつかない状態であるとも言えます。

人は本来、誰でも「安心感」を得るための土台を神経に育んでいく必要があります。

そして、この土台を持っているからこそ、人と楽しくおしゃべりしたり、必要なときに助けを求めたり、仕事を楽しみ、勇気を持ってチャレンジしたり、身体を健やかに保ったりすることができるのです。

ですが、**「安心」が足りていないと、漠然とした不安に支配されてしまいます。**

漠然とした不安というのは、皆さんもご存知のとおり、とても厄介なものなのです。

神経への負荷は、精神面だけに悪影響を及ぼすわけではありません。
あなたが精神的にひどい疲れを感じているとき、身体にもガタが来ていることもありませんか。

消化不良、便秘や下痢といった胃腸症状
喘息に代表される呼吸器症状
じんましん、アトピーなど免疫系の異常
慢性化している肩こりや腰痛
しつこい偏頭痛
月経前症候群
化学物質過敏症

※慢性の疼痛、線維筋痛症

これらには、どれも神経の緊張と疲労のパターンが大きく関わっています。

逆に言うと、神経を整えれば、こうした身体症状も軽くなっていく可能性が高いということです。

本書のメソッドで「安心」を手に入れて、あなたを苦しめていた不調も改善できたら良いですよね。

「予測性」は「安心」の絶対条件

どうすれば「安心」を手に入れられるのだろう……。

あなたは、そう思ったことがあるかもしれません。

ある人は、誰かにそばにいてもらうことで安心を感じるかもしれません。

たしかに、一人よりは誰かが一緒にいてくれたほうが心強い気がしますよね。

またある人は、お金が潤沢で仕事がちゃんとあると安心なのかもしれません。


でも一方で、その安心を手にしたと思っても、「この人は、いつか私から離れて行ってしまうのではないか」「仕事がなくなったらどうしよう」「お金が足りなくなりそう」など、余計に不安が増幅してしまうこともあるでしょう。

いずれにしても、私たちは**「どうなるかわからない」から不安**になっているのです。

18ページで神経の観点から安心の条件を見たように、「おそらくこうなるだろう」という**「予測性」があれば安心できる**ということです。

となると、「誰かの気持ちも、仕事やお金のことも、予測なんてできない。だから、ずっと不安でいるしかないじゃない」という疑問が湧くかもしれません。

実は、**予測性というものを自分の外の要素に求めている限り、安心は手に入りません。**大事なのは、**「私は大丈夫だ」という内なる予測性**です。

もう少し具体的に言うならば、どんな状況に見舞われたとしても、「今、抱いているこの不安はいつまでも続かないな」と知っていれば、自分で自分を煽ることなく安心に戻れるのです。

不安は危険を回避するための防衛反応ですから、人がそれを感じること自体は当たり前です。不安にかられて、一時的に右往左往してしまうのも当然。

ただ、安心の感覚が自然にやってくると知っていれば、「私は大丈夫だ」というところに必ず戻って来られます。

本書の終着点は、そういうあなたになることです。

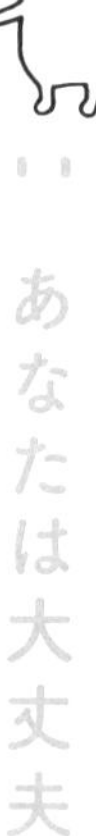

あなたは大丈夫

ここまでで、神経の観点から見た**「安心」とは、身体の内部の感覚である内受容感覚と、「私は大丈夫だ」という内なる予測性（自律神経の予測性）であること**がわかりました。

この**内なる予測性は、自律神経の土台がしっかり整うことで生まれます。**

この土台が整うことで、「自分はこの心地良い土台（安心）に必ず戻って来られる」という見通しを得ることができるのです。

その自律神経の土台を育てる具体的な方法として、本書では、内受容感覚を磨くワークをご紹介します。

現代人のストレス要因は、数多く存在します。

これも詳しくは後述しますが、そもそも今、社会で活躍している人や子育てをしている世代などは、高度な生産性の追求から、ＩＴの発展を経て、情報過多など、急激な環境の変化を経験しています。

神経の土台が整っていない状態で、こういった過剰な刺激を受けると、心拍数は１２０くらいに上がります。これは、かなり頻脈（ひんみゃく）です。

そうすると、他人と一緒にいて安心を得ようとしても難しくなります。

つまり、不安や恐れを抱きながら、なんとかがんばって交流している状況です。

そして、つながりに疲れると、人は「私のせいだ」と自分を責める傾向にあります。人といることで不快や不安を感じ、その結果、疲れたりするのは、あなたの性格でも、人格のせいでもないのです。

なぜなら自責や恥の感情は、神経の極度のエネルギー低下状態によって起こるものだからです。

ですから、こうした状況を理解し、神経に新しい選択肢を一緒にインストールしましょう。

そのためには、まずバックスイッチを、続いてフロントスイッチを育てていく必要があります。

一見難しいことのように感じるかもしれませんが、大丈夫。

あなたなら簡単にできます！

神経のちょっとしたコツを、生活に取り入れるだけで、あなたの人生は大きく変わります。

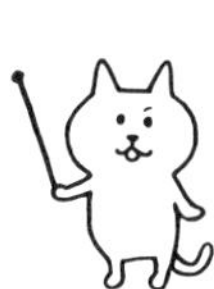

不安や心配ごとがあるときに、「気の持ちようだよ」「悪く考えると損だよ」などというアドバイスをされることがありますよね。

アドバイスしているほうに悪気はないと思いますが、そう言われると、「そうなれない私はダメだ」という罪悪感や、「誰もわかってくれない」という孤独感にさらに苦しめられてしまうこともあるでしょう。

不安ではなく皆、安心を感じていたいのです。

でも、それができなくて苦しい思いをしてしまうので、そこにある種の精神論を持ち出されてもあまり意味をなしません。

大事なのは、もっと**科学的に解決する**こと。

それが、神経を整える方法であり、本書でご紹介する手法の理論の大もとである、「**ポ**

リヴェーガル理論」です。

本書は、２部構成になっています。**第1部では、私たちの心や身体に現れるさまざまな症状が起こる理由を、神経メカニズムの観点から読み解きます。第2部では、その神経メカニズムを改善するための、具体的なワークを紹介します。**

先にも触れたように、**本書のワークは内受容感覚を育むもの**です。

これによって**神経バランスが整うと、予測性を手に入れることができ、安心が手に入ります。**つまりは、あなたが抱えるさまざまな不安要素から解放されるということです。

これだけでも、あなたの毎日はうんと豊かになるはずですが、さらに大きな変化がついてきます。

それが、「**レジリエンス」のある生活**です。

レジリエンスとは、「しなやかな強さ」「回復力や柔軟性」とでも訳したらいいでしようか。

ストレスを恐れるのではなく乗り越えていける力がつきます。

そして、そんな自分を信頼し、期待することができるようになります。


たとえば、以前はできなかったことができるようになります。

自分の中で「私にはできないんだ」という認識のままで終わってしまったことは、あなたの中にわだかまりとなって残ってしまっています。

ですが、それをそのままにせず修復することができるのです。

するとやがて、少しずつチャレンジの幅を広げていこうという意思が芽生えます。

そして、そのチャレンジはさらなる成長につながります。


また、**他者に対する期待や接し方から「歪み」が消えます。**

勝手に不信感をつくり出すことをせずに、最適なつながりを構築できるのです。

内側に縮こまっていた意識も広がり、いろいろなものが見えるようになって、発想やひらめきが豊かになるのです。

その他にも、**「今、この瞬間」を生きられるようにもなります。**

過去を悔い、未来を憂うことが少なくなれば、目の前のタスクにラクに集中できるので、浪費していたエネルギーを、「今」に全集中できるのです。

そうすれば、いかにこれまでエネルギーを浪費していたかに気づくでしょう。

では、こうした効果を実感していただくために、早速、本論に入っていきましょう。

ときどき、専門的な用語が出てきますが、難しいことは覚えなくて大丈夫。

そのまま読み進めていただければＯＫです。

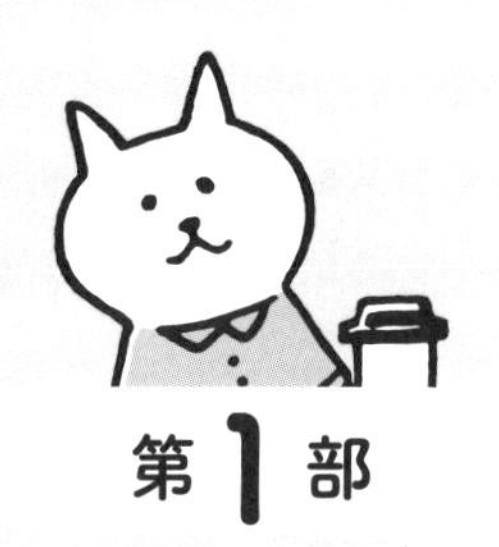

第1部

「安心」のカギは、3つの神経と4つのモード

神経って、どうなっているの？

最初に、そもそも神経とはどういうものかについて、おさらいしましょう。

神経は大きく**「中枢神経（ちゅうすうしんけい）」と「末梢神経（まっしょうしんけい）」の2つに分かれます。**

全身に分布して、身体のさまざまな情報を伝えるのが末梢神経で、それを取りまとめるのが中枢神経です。

よく「早食いすると食べ過ぎてしまうけれど、ゆっくり食べると腹八分目で抑えられる」と言われますね。

これは、時間をかけて食事をしているうちに、あちこちの末梢神経から「食べているよ」という情報が送られてきて、それを満腹中枢がキャッチするからです。

末梢神経は、さらに「体性神経（たいせいしんけい）」と「自律神経（じりつしんけい）」に分かれます。

この自律神経こそ、本書が扱うテーマです。

身体を動かしたり、痛みを感じたりするときに働く体性神経は、意識的な動きを引き起こすので、その機能がわかりやすいのですが、自律神経は名前のごとく「自律して動く」ために、自分では制御しがたいものと一般的には考えられています。

たとえば、大事なプレゼンのときに緊張してドキドキ胸が苦しくなったり、顔が赤くなったり、汗をかいてしまうのは、「やめたいけれど、自分ではどうにもならないこと」ですよね。それは自律神経の仕業なのです。

この自律神経が関係している、「どうにもならないこと」が、あなたを過度な緊張に陥れ、苦しめてきたわけです。

本書では、**自律神経を、「どうにもならないこと」から、「（すぐに収まると）予測できること」に変えていきます。**

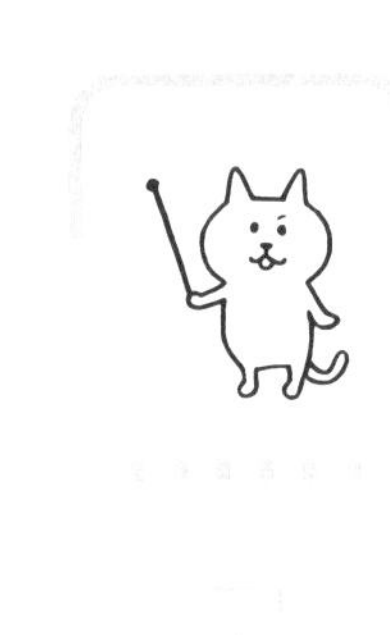

「安心」のしくみ

1つ前の項目で、自律神経について触れました。

この自律神経は、「交感神経」と「副交感神経」という2つの神経によって成り立っています。


交感神経は、車で言うアクセルの働きをしており、**興奮や覚醒**に携わります。

そして、副交感神経は、**ブレーキとリラックスの役割**を受け持ちます。

この2つは、1日の中でシーソーのようにバランスを取りながら、絶えずどちらかが優位になることを繰り返し、私たちの心身を健全に保っています。


たとえば、**夜には副交感神経が優位になってゆったりと眠りに入り、朝になれ**

ば交感神経が優位になって血圧や血糖値が上昇し、元気に動き出すという具合です。

これが本来の姿ですが、実際にはさまざまな要因によって自律神経のバランスが崩れ、それによって不調を来している人が多いのです。

自律神経のバランスが崩れている場合、交感神経がやたらと刺激され興奮状態が収まらなかったり、リラックスさせてくれるはずの副交感神経が働き過ぎて、疲労感を覚えたり、手足が冷たくなって大量の汗が出たりなどの症状が現れます。

交感神経と副交感神経のうち、特に副交感神経についての新たな発見をしたのが、アメリカのイリノイ大学で精神医学名誉教授を務める、スティーブン・W・ポージェス博士です。

ポージェス博士は、これらの神経に関する理論を提唱しました。

博士は、自律神経の研究を進める中で、「つながりを育む」という哺乳類の特性に着目することで、私たち人間の**副交感神経は、さらに2つに分けられる**ことに気づいたのです。

つまり自律神経は、交感神経と2つの副交感神経の計3つと言うことができます。

この2つに分けられる副交感神経は、それぞれ「**背側迷走神経**（はいそくめいそうしんけい）」と「**腹側迷走神経**（ふくそくめいそうしんけい）」と呼ばれます。

背側迷走神経と腹側迷走神経は、〝安心のタネを育てる〟という視点で言うと、最も重要なものです。

背側迷走神経は主に一人でリラックスするときに、腹側迷走神経は他者と心地よく過ごすときに働く神経です。

本書では、これらの名称について、脳幹の後方から伸びており、主にお腹を通る背側迷走神経を「バックスイッチ」、脳幹の前方から伸びており、主に耳や喉、心臓を通る腹側迷走神経を「フロントスイッチ」と、覚えやすい名前にして解説していきたいと思います。

ではここで、交感神経と副交感神経（フロントスイッチとバックスイッチ）の成り立ちを、39ページに図で示しました。

まず、土台の部分に、**休息と消化を司るバックスイッチ**（**パンケーキ**）と、**他者と心地よくつながるフロントスイッチ**（**つながる人**）の2つで構成される副交感神経があります。

前者を「**休息・消化モード**」、後者を「**つながりモード**」と言います。

この副交感神経の部分が、しっかりと育っているのが理想です。

活発な活動を始めたり、危険が察知されると、人は副交感神経の上にある、交感神経が働きます。交感神経は、動物で言うところの、「たたかう・逃げる」を行うための防衛の神経で、私たちが生きていく上で必須のものです。

睡眠時の副交感神経優位から、目覚めて活動を始めることで、交感神経優位に移行します。満員電車で押してくる人にピリピリしたり、怒っている人の近くにいるとドキドキして不安になったりするのは、交感神経が自分を守るために活発に働いているのです。

たしかに、通常の生活をする中にも危険なことはありますし、仕事で良い結果を残すためにも、ある程度の闘争心は必要です。

ただ、こうした**交感神経の働きは緊急のとき以外、「ほどほど」で良い**のです。ですが、今は過剰に使っている人が非常に多くなっています。

自律神経のピラミッドの中で、もう1つ注目したいところがあります。それは、ピラミッドの1番上の部分。

実は、ここも副交感神経が司っている領域で、**「凍りつきモード」**と呼ばれます。

人（哺乳類全般）は時として、交感神経では対応できなくなる場合があります。たたかったり、逃げたりすることが、逆に窮地に陥る（動物の場合、死）かもしれな

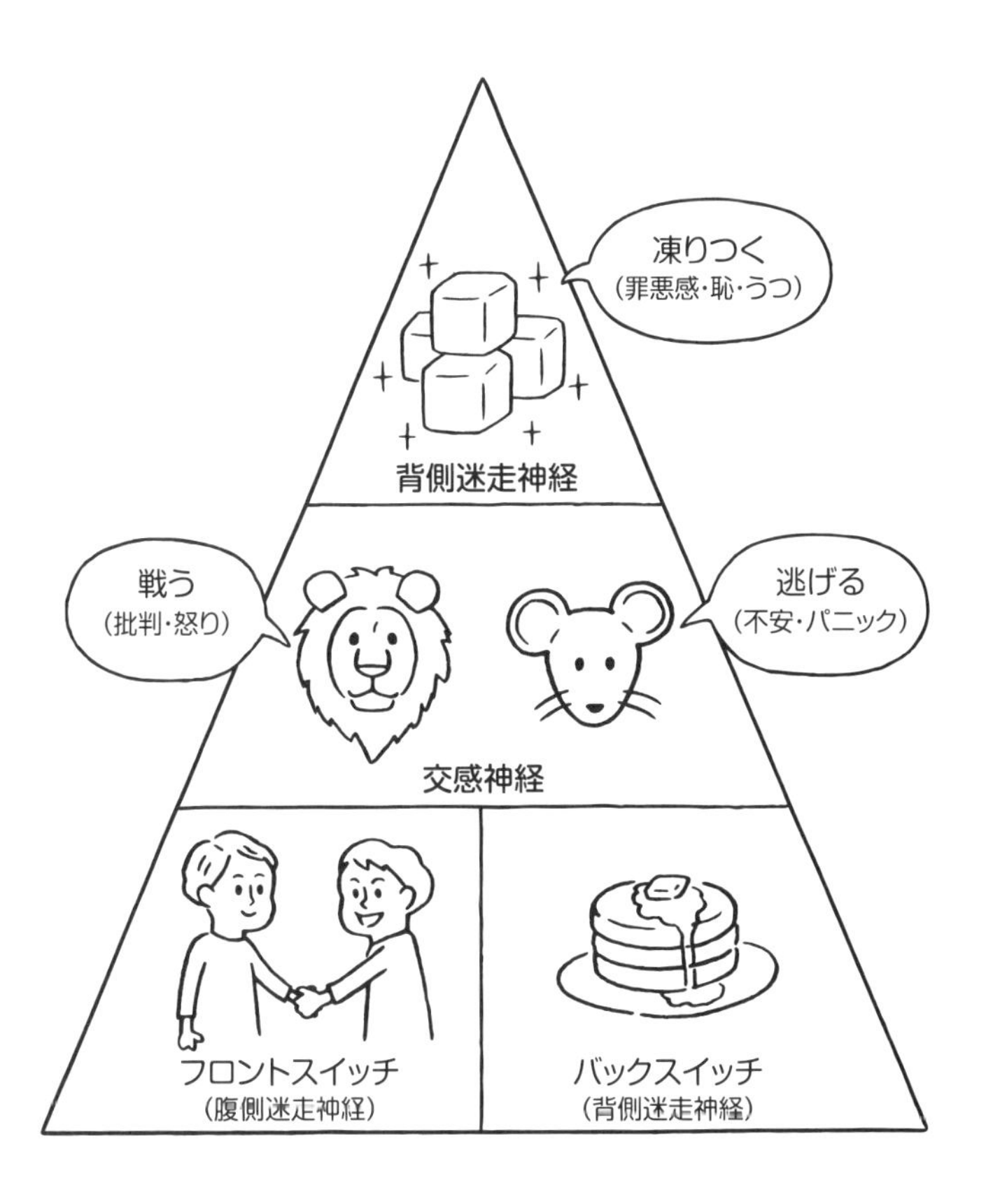
凍りつく
(罪悪感・恥・うつ)
背側迷走神経
戦う
(批判・怒り)
逃げる
(不安・パニック)
交感神経
フロントスイッチ
(腹側迷走神経)
バックスイッチ
(背側迷走神経)

いとき、究極の温存手段として、「凍りつきモード」になります。

動物が外敵から命を守るために「死んだフリ」をすることが実際にありますが、この「凍りつき」は最後に自分を守るための副交感神経の働きなのです。

この状態に入ると、〝生命を維持すること〟だけを目的にして、あらゆる活動を低下させます。つまり、人が低エネルギーになると、鬱やひきこもりなどになってしまうのです。

基本的に平和な日本に住む私たちがこのモードを使う必要は本来、命の危機を感じたときのみです。

本当であれば、交感神経の**「たたかう・逃げるモード」**は、日常の中で多用しなくていいものです。

また本来、アクセルである交感神経が高まった後は、マイルドなブレーキに切り替わり、土台の「休息・消化モード」か「つながりモード」でくつろぎます。

ところが、副交感神経の土台が育っていないと、マイルドなブレーキが稼働せず、急ブレーキとも言える「凍りつきモード」でストップするしかなくなってしまいます。

アクセルと急ブレーキを過度に使って、多くの人が疲弊しているのが、現状なのです。

バックスイッチとフロントスイッチの関係

副交感神経の土台は、バックスイッチの「休息・消化モード」とフロントスイッチの「つながりモード」から成り立っています。

先ほどお伝えした、マイルドなブレーキの中でも、**最もマイルドで性能が良いのがフロントスイッチの「つながりモード」**です。

他者との関係を司るフロントスイッチがしっかり機能していると、自分の中で起こる感情や反応に「客観性」が持てるようになります。

たとえば、何かパニックに陥ってしまったとしても、そんな自分を客観視できるので、パニックは増幅されずに、すぐに収まります。

たとえ、一時的に「凍りつきモード」に入ったとしても、安全が確保されていると確認できるので、土台部分の副交感神経まで自然と戻ってくることができます。

ですから、ストレスがかかったり緊張した後に、「つながりモード」に入れば、さらに心拍が穏やかに下がるのです。

ただし、この**フロントスイッチは、生まれ持っているものではなく、生育過程で発達させていくもの。**これがうまく育っていない人も、非常に多いのが実情です。

一方で、**バックスイッチは、生まれながらにして誰もが持っています。**

身体のメンテナンスや、最悪の事態には「凍りつきモード」に入り、身を守ることは生命維持に絶対的に必要だからです。

ただ、バックスイッチの使い方を誤り、一人でゆっくりくつろぐだけで良いのに、凍りつきの状態にまで入り込んでしまっている人も多くいます。

その理由は、今の環境要因も大きいと言えます。

満員電車に毎日揺られたり、パソコンやスマホなどの電子機器による電磁波や化学物質に囲まれていたり、カフェインなどの刺激物の多量摂取など、常に神経を興奮させている状態にあり、土台に戻る機会が希薄になります。

第2部のワークでは、まずバックスイッチを優先して育てます。

最終的にはフロントスイッチはとても重要なのですが、そもそもバックスイッチがしっかりしていないとフロントスイッチも育てようがありません。

「つながりモード」に入るには、一人で十分に休む神経が充実していないといけないのです。

まずは、もともと私たちが持っている神経から整えることを始めていきましょう。

次は、ワークによって神経がどのように変化するかを、見ていきます。

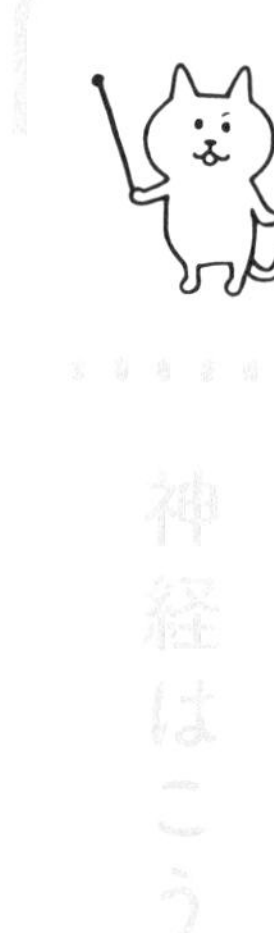

神経はこう変化する

前述したように、交感神経と副交感神経は本来、シーソーのようにバランスを取り合いながら働いて、私たちの心身を健康に保っています。

そして、**心身ともに健康な状態にあるときは、そのシーソーの振れ具合は穏やかなもの**です。

たとえば、仕事をしているときで考えてみましょう。

プレゼンの担当を言い渡されたり、数字ノルマについて指摘されたりしたら、誰だって緊張して交感神経が高まり「たたかう・逃げるモード」に入ります。

でもここで、その緊張を必要以上に膨らませることなく、「ちょっとお茶でも飲もう」と適切なレベルのストレスとして感じ取ることができれば、神経は健全な状態です。

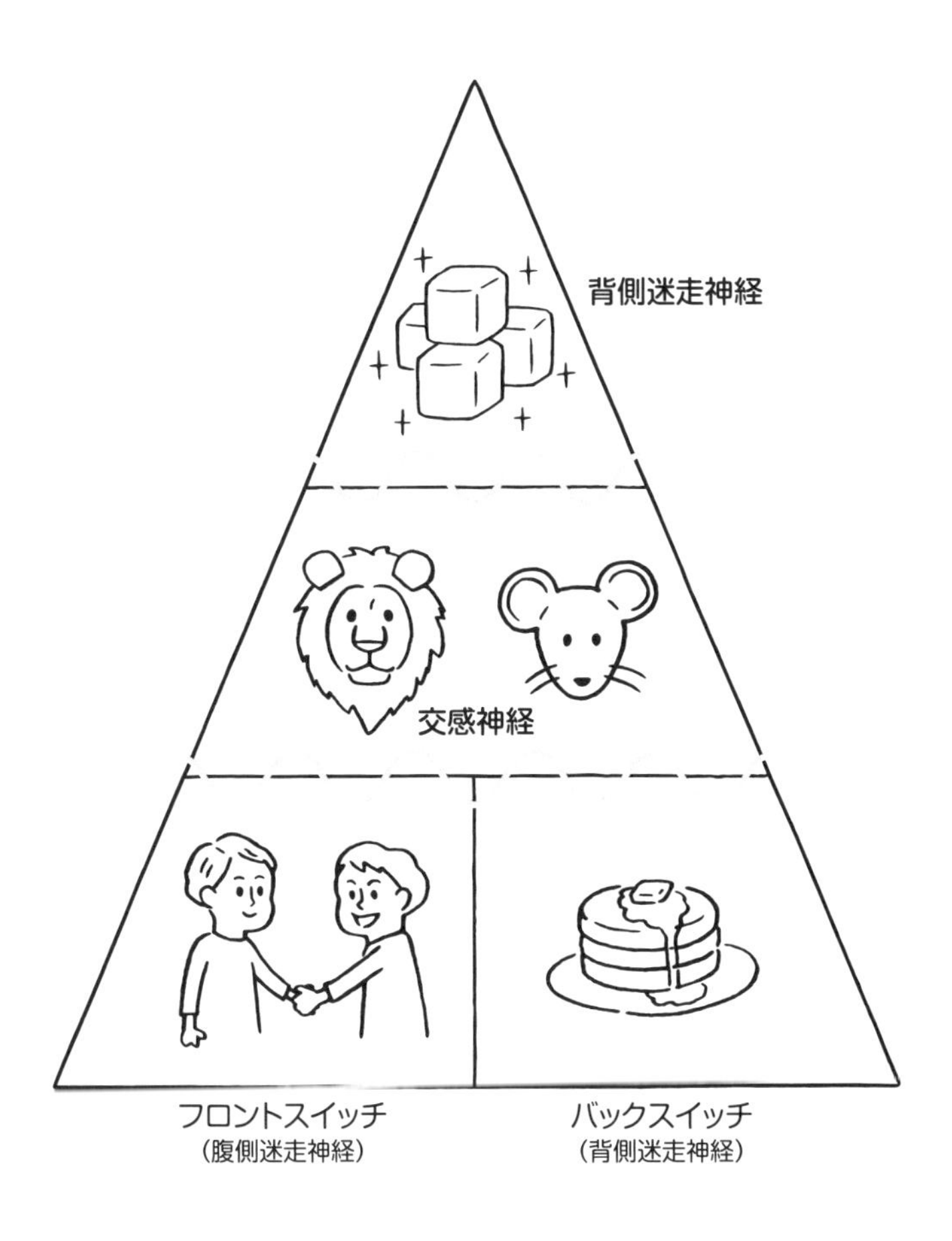
背側迷走神経
交感神経
フロントスイッチ
(腹側迷走神経)
バックスイッチ
(背側迷走神経)

自ら神経を「休息・消化モード」に入れたり、誰かと他愛もないおしゃべりをして「つながりモード」に入ることで、交感神経を落ち着かせることができます。

このように、ちょうど良いラインで上がったり下がったりを穏やかに繰り返すのが自律神経の理想的な動きです。

しかしながら多くの人は、自分に課せられたタスクを過剰に重く捉え、他者からのちょっとした指摘に激しく反応し、**交感神経の「たたかう・逃げるモード」にいることが常態化し、「凍りつきモード」と行ったり来たりしている**のです。

これを長い期間続けていると、エネルギーや免疫反応自体もひどく低下してしまいます。そのため、強い疲労感や無気力状態、鬱、引きこもりなどの原因になります。

繰り返しますが、交感神経と副交感神経がお互いに上がり下がりすること自体は、健全な状態です。

大切なのは、それが**どう振れているのか**。

理想的な下のラインでの上下に持っていくためには、副交感神経の土台がしっかりしていることが必須です。

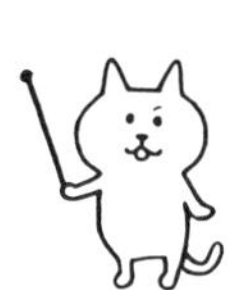

よく言われるように、適度なストレスは必要です。

たとえば、仕事でプレゼンを行わなければならない状況はストレスです。

でも、ストレスに感じるからこそ私たちは、それを解決すべく努力しますし、ほどよい緊張は、良い高揚感をもたらしてくれます。

ただ、そのストレスが圧倒的であれば、交感神経が高止まりになり、イライラや不安の極みにいるか、「凍りつきモード」での極度の温存に入り込む結果となります。

では、ストレスの大きさはどういう尺度で測れるのでしょうか。


同じ内容のプレゼンをするのであっても、Aさんにとっては成長の糧となり、Bさんにとっては潰れるほど苦しいものとなることがあります。

要するに、そもそも、**ストレスに対するその人の「耐性領域」に差がある**のです。耐性領域は、ちょっと負荷をかけてはお休みをする、つまり交感神経を圧倒されない程度の**〝適度に刺激しては副交感神経の土台モードに戻る〟を繰り返すうちに、その幅がだんだん広がります**（図は、土台の副交感神経と交感神経の幅が広がっている状態）。

この耐性領域の幅が広くなれば、これまで「とても無理だ」と思っていたことが、「あ、なんとかなりそう」に変わります。

実際に、チャレンジできる範囲も、残せる結果も大きくなっていくのです。

また、さまざまなストレスに関して「私は、ここまでなら大丈夫」という予測がつくようになり、いたずらに恐怖心を抱かずに済むようになります。

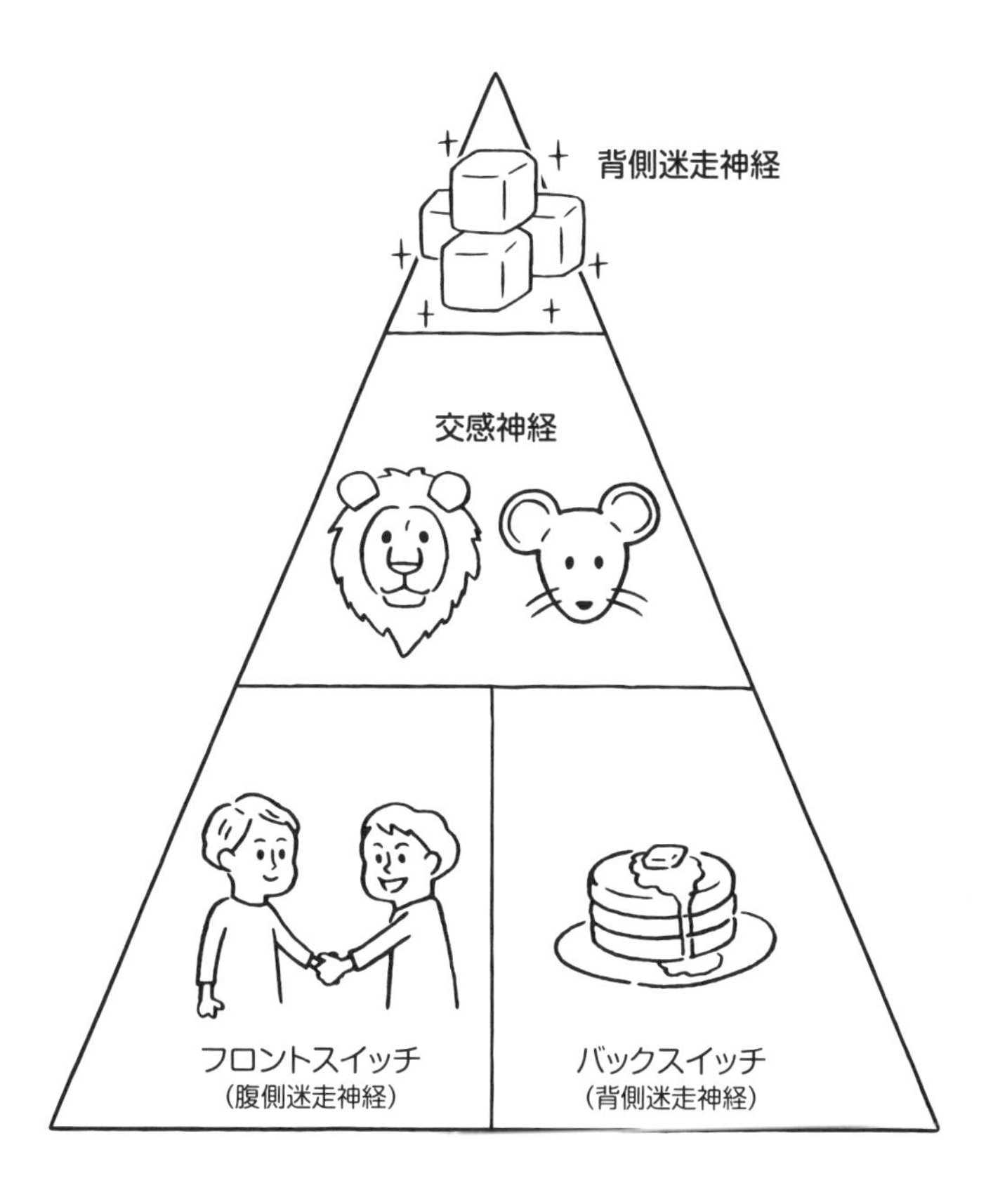
背側迷走神経
交感神経
フロントスイッチ
(腹側迷走神経)
バックスイッチ
(背側迷走神経)

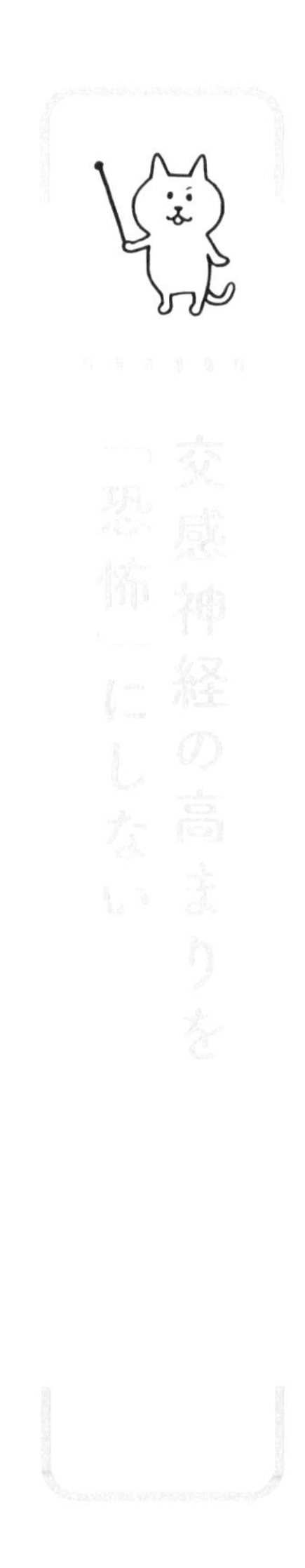

交感神経の高まりを「恐怖」にしない

繰り返しますが、交感神経と副交感神経がバランス良く働いてくれることは重要です。私たちが、仕事でいい結果を出したり、恋をしたり、友だちと楽しい時間を過ごしているとき、交感神経が活性化しています。充実した人生を送るためには、交感神経がほどよく興奮している状態は不可欠なのです。

ただ、この「興奮」としての交感神経の高まりと、「恐怖」としての交感神経の高まりを、正しく区別できることが非常に重要です。

さもないと、**興奮という良い刺激が恐怖になってしまう**からです。

ちょっと、子どもの頃の遊びを思い出してみてください。鬼ごっこや、陣地取り、ドッジボールなど「勝ち負け」を競うものが多かったですよね。

ときには、ちょっとしたケガをすることがあっても、毎日楽しく遊べていたのは、それが興奮だったからです。

レンジャーゲームでたたかっていたとしても、本当に殺されてしまうことなどないということがわかっている。つまり、自分の中にも、相手との関係性の中にも「安心・安全」のシステムがあったわけです。

このように、子どもの頃に、恐怖とは違う興奮を他者との遊びでたくさん味わっておくと、大人になっても、周囲の人間に対する一定の信頼感が保てます。

すなわち、「つながりモード」にラクに入っていくことができるのです。

一方で、安心・安全という感覚を得にくくなっていれば、興奮と恐怖の区別が苦手になります。そのため、本当は良い興奮を味わう場面で、恐怖心に支配されてしまうのです。EDやセックス恐怖症などは、その典型です。

そういう意味でも、**フロントスイッチを育て、「つながりモード」を確固たるものにしていく**ことが望まれます。

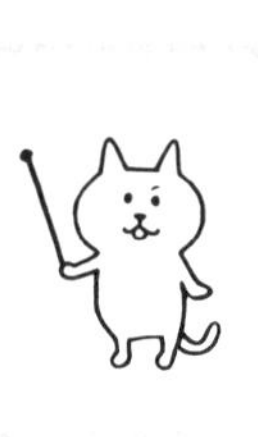

仕事、家事、人づきあい、私たちが日々こなさなければならないタスクはさまざまです。

たとえばある人の場合、「企画を立てる」ことは、交感神経の中程。「プレゼン」は、交感神経のかなり高いところに位置しています。

つまり、これらタスクをやり遂げるにはかなりの緊張が強いられるということです。ところが、自律神経を整えると、同じ交感神経の中でもそれぞれ、そんなに圧倒されずにこなせます。以前は、プレゼンは不安で倒れそうだったけれど、ドキドキするレベルで済むかもしれません。

こうして、神経に予測性が出てくると、徐々にプレゼンは交感神経のゆるやかな働きで行えるようになり、企画を立てることは副交感神経の「つながりモード」でこなせるようになってきます。

こうなると、交感神経をさほど使わなくても、いろいろなことができるようになります。以前は120％の力を出し、緊張や興奮をしてなんとかこなしてきたことが、**80％以下のエネルギーで十分に可能になる**のです。

私自身そうでしたが、以前は何かに集中しようとすると、「さあ、やらねば」という一種の力みが必要でした。

この段階で交感神経がかなり働いており、そのタスクを終える頃にはくたくたになって、その後しばらく放心状態になり、回復するための時間が必要だったのです。

でも、今は「つながりモード」にいたままで、「じゃあ、やりましょうかね」くらいで、自然に集中できるようになっています。

こうして、心身ともに疲れず、余力で楽しみながら活動できるというプラスのスパイラルをつくり出せています。

ストレスをゼロにできないように、不安も完全になくすことはできません。

「自分の健康寿命は何歳までだろう」など老後のお金や健康のこと。

「私はこのままこれをやっていていいんだろうか」「何歳まで続けられるのだろう」などの仕事のこと。

「この人でいいのだろうか」「いつまで一緒にいるだろうか」などのパートナーのこと。

「スマホばかり見て勉強しない我が子は、ちゃんと将来やっていけるのだろうか」など、いろいろと不安に思うのは当たり前です。


不安に思うからこそ、私たちは「備えること」ができるのです。

ただ、適切な備えは必要ですが、闇雲に呑み込まれる必要はありません。

たとえば、老後のお金について、予測性があれば的確な額を貯金すると同時に、人生を楽しむために使っていくことができるでしょう。

でも、不安に呑み込まれてしまうと、お金を使うことができずに、つまらない毎日を送る結果となります。

そして、「もしかしたら自分は孤独死するのではないか」という不安を抱えていても、フロントスイッチがしっかりしていれば、周りの助けや福祉を上手に利用し、感じよくつながっていれば、サポートはあることがわかります。

たとえ、今は夫や子どもに囲まれていたとしても、「将来はどうなるかわからない」と不安に襲われる時間は短くなり、周囲とのつながりを感じることができます。やがて、「こうした関係性の中にいることで、きっとなんらかの助けが得られるだろう」と思えるでしょう。

もちろん、その保証があるわけではありません。

しかし、他者に対しても神経に裏打ちされた予測性を持っていられれば、フロントスイッチでのつながりが深まり豊かになるため、不安に振り回されたり、押し潰されることにはならないはずです。

結局、「未来」に対する不安というのは、「今」を輝かせることでしか払拭できません。しかし、**私たちは辛かった「過去」に支配されている**のです。

過去には、楽しいこともたくさんあったはずなのですが、私たちはそこには注目せず、嫌なことをたくさん自動再生しているのです。

嫌な過去の事柄には、「たたかう・逃げるモード」の交感神経か、「凍りつき」の神経を稼働させます。自律神経のクセなのです。

そうして、今も未来もサバイバルモードで考え、実際とは違う悪い世界を勝手につくりあげていくこととなります。

「あのとき、悔しかった」「あのとき、意地悪をされた」ということは、今も将来も悔しい思いをしたり、意地悪をされるに違いない。だから先に手を打っておかねば……、というように。

実際のところ意地悪な人はいるかもしれませんが、今は子どもだった頃や、昔とは別の対処ができるのです。

本当は、今は安全なのに、それについて検討できないまま、常にサバイバル状態を稼働させてしまうのです。

ここでは、先程触れたような〝サバイバル状態〟を稼働させていたところから、ワークなどを実践することで、安心のタネを育てた方の事例を、ご紹介します。

未菜さんは40歳。都内で夫と2人暮らし。食品メーカーのマーケティング部門に勤務していました。

初めて私のセラピールームへいらっしゃった時、次のようなことにお悩みでした。

- プレゼンや会議で過度に緊張し、普段も力が入り過ぎている気がする
- 職場でもプライベートでも人の反応を気にし過ぎて、後でぐったりする
- 人の輪にうまく入れていない気がする
- 肩こり、冷え性がひどい

疲労からか、週末は動けなくなってしまう
刺激に敏感で、音、光、人などに影響されてしまう

彼女の第一印象は、〝礼儀正しく挨拶をする方〟でした。

そして、開口一番、「先日の浅井先生の神経の講演を聞いて、私のことだって思いました！」とおっしゃられました。

その後、先程の悩みを聞かせてくださり、加えて、「キャリアチェンジをしたいという夢もあるけれど、一歩が踏み出せない」とも話してくださいました。

彼女の話をお伺いする中で、私は、彼女に根づいた過度の緊張と疲労の神経パターンを改善する必要を感じ、「神経の土台（安心のタネ）を育てることを目標にしましょう」とお話ししました。

それによって、まず慢性疲労を解消します。そして、刺激への耐性を強くするため、「エネルギーの貯金」をしていくのです。


どのくらいの期間で「神経の土台（安心のタネ）」は育つのでしょうか。

それは、もちろん人によって異なります。

たとえば、はじめにの冒頭で行ったチェックリストで見てみた場合、当てはまったものが**4つ以下なら、2カ月**（神経が過度に覚醒している）。

5つ以上9つ以下なら、4カ月（神経が過度に覚醒した状態から、凍りつきモードに入っている）。

10以上なら、半年くらい（神経が過度に覚醒した状態と、凍りつきモードの両方が同時に起こっている）が目安です。

この改善の期間には、次の2つが大きく関わっています。

①「神経の土台（安心のタネ）」がどのくらい育っているか。

心身が、どのくらい「安心」の状態に入れるか（神経の調整力とストレス耐性）。

②どのくらい個人が〝まとまって〟いるか。

自分の中に起きている感情や思考をどれだけ観察でき、自分のものにできているか。

未菜さんの場合は、整体やマッサージを始め、カウンセリングまでいろいろ試したけれど、心と身体の状態は改善しなかったそうで、まずは6カ月を目安にしました。神経の調整を目的とした治療的タッチ（本書のワークで解説しているものは、これに準ずる）を用いることを提案し、それに加えて、安心のタネを育てるワークを日常生活に取り入れてもらうことをお願いしました。

セラピーではまず、マッサージテーブルに仰向けに横になってもらい、すねのあたりにプレッシャーをかける（「重さのあるものを足に乗せる」90ページ）、腎臓、消化器官、脳幹に触れること（「腎臓の位置に手を当てる」72ページ・「お腹を手の平で温める」76ページ・「脳幹にタッチする」88ページ）などを行いました。

未菜さんは、初めのセッションで、「マッサージでは得たことがないような、リラックスしながらも元気がある不思議な感覚」を覚えたそうです。

これは、緊張と疲労のパターンに変化が導入されたということです。

その回は、未菜さんに宿題としてエネルギーの貯金（「〝休息の時間〟を貯める」74ページ）についてお伝えしました。

それから回を重ねる度、徐々に「自分の緊張に気づけるようになって、力を抜く感覚をつかめた」と話してくれるようになりました。疲れはするけれど、以前のように週末動けなくなるほどではなくなったのだそうです。

3カ月くらいすると、彼女は「少し刺激に強くなった」と教えてくれました。一番改善したのは、人といるとき、過度に疲れなくなり、以前のように自分のエネルギーが後どのくらい残っているかを心配しなくても良くなったそうです。

そして6カ月後には、くつろいで冗談を言ったり、大きな声で笑ったりすることが増えたそうでした。

未菜さんは今、会社を退職して夢を叶え、フリーの食品コンサルタントになりました。これまで以上に、活力を感じながら、リラックスして生活を楽しんでいます。

また、周りの人に協力を得たり、頼ったりもうまくできるようになりました。

未菜さんは継続して、それぞれのスイッチを育てながら、一人でいても他人といても安心できる自分をつくっています。

では次に、広告代理店勤務の35歳キャリア女性、愛梨さんをご紹介します。

とにかく忙しく働く愛梨さんは、いつもそわそわして休みの日でも落ち着かなかったり、ストレスや身体の調子によってパニックを起こしたりして、電車に乗れなかったり、スマホが手放せずに困っていました。

愛梨さんには、そわそわがどのように落ち着くかを身体感覚で感じるようにし、それを身体にインプットしてもらいました。それに加えて、バックスイッチを育てるワークも取り入れてもらいました。

彼女が特に気に入ったのは「〝ゆっくり動くもの〟を見る」（100ページ）でした。

愛梨さんのそわそわは、焦りも含まれていたのでしょう。ペースが遅いものを日常に取り入れることは、愛梨さんにとって不快な感覚だったそうです。

ですが、段々とその不快に耐えられるようになり、日常でもセッションで感じた落ち着きが感じられるようになりました。

また、自宅でスマホを見たくなったらバランスボールに乗りながら見ることで、休日には、SNSを自然とお休みしたいと思えるようになりました。

加えて、パニックになりそうなときは、鼻歌を頭の中で歌ったり、数字を逆から数えたりすることで、やり過ごせることが増えました。

最後に、ネイリストとして働く43歳の香代子さんを紹介します。

彼女の悩みは、人間関係が苦痛ということでした。人とうまく話せず、特に接客は苦手。仕事で上手に雑談ができないことを非常に気にしていました。魅力的な顔立ちなのに、表情が乏しく声も小さい彼女。

彼女には、フロントスイッチを少し刺激し、その「穏やかだけれど覚醒している状態」を感じてもらい、その後に少し会話をすることを繰り返してもらいました。

また宿題として、複数のワークの実践や飲食店などで「ごちそうさまでした」「恐れ入ります」「ありがとうございます」などをいつもより少し大きな声で伝えることをお願いしました。

すると、2カ月ほど経ったころ、彼女の声や表情に変化が出てきて、以前よりもやり取りがスムーズになりました。

そして6カ月後には、目に表情が生まれ、笑顔がより素敵になり、独立の夢があることを語ってくれました。

香代子さんは2年後、自分のネイルサロンを開業する夢を叶えました。

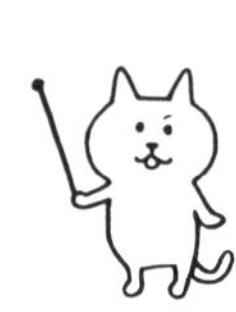

本書では、第2部でフロントスイッチとバックスイッチを刺激し、安心のタネ（土台）を育てるワークを紹介していきます。

ワークを始めていただくとき、**まずはバックスイッチから始めましょう。**

なぜなら心や身体に、大きなストレスや悩みを抱えている場合、**一人の時間を充実させ、心身をメンテナンスする時間が確保されていない**と考えられます。

そんなときは、まず神経の土台の基礎にあたる、バックスイッチからケアします。

「休息・消化」を担当するバックスイッチは、私たちの生命維持をいつもバックグラウンドから支えてくれているのです。

家にたとえると、電気・ガス・水道みたいなもの。

一人で過ごし、ワークを行うことで、心と身体にエネルギーが補充されます。

突然ですが、あなたは、「孤独のグルメ」の冒頭のナレーションをご存じですか？「時間や社会にとらわれず、幸福に空腹を満たすとき、つかの間、彼は自分勝手になり、自由になる。誰にも邪魔されず、気を使わず物を食べるという孤高の行為」というやつです。バックスイッチの役割が、わかりやすく表現されています。

他者とつながってくつろぐ前に、まずは、自分一人で気を使わず安心することが大切なのです。

こうして、一人でいることで得た安心によって、自分の内臓の状態が良くなると、他人とつながることが負担ではなくなります。

すると、心配や不安から他者とのつながりを求めるのではなく、**誰かと一緒に穏やかさや喜びを共有したくなります。**

「休めたな」「ご飯がおいしいな」「今日は不安や心配が収まっているな」と感じたらバックスイッチが充実した証拠。

そんな自分を見つけられたら、次は、フロントスイッチを育てるワークに取り組みましょう。

先にも触れましたが、本書のワークは「内受容感覚」を良くしていくことで、バックスイッチやフロントスイッチを効果的に使えるようにしていきます。

いわゆる「五感」である「外受容感覚」に対し、内受容感覚は内臓など身体の内側で得られる感覚です。

そんな感覚に働きかけるなんて、なんだか現実離れしたものに感じるかもしれません。しかし、そもそも私たちの内臓は、交感神経と副交感神経、つまり自律神経の指令によって動いていています。

たとえば、胃腸での消化は、交感神経が働けば抑制され、副交感神経が働けば促進されます。気管支は、交感神経が働けば拡張し、副交感神経が働けば収縮します。

このように、心臓から筋肉に至るまで身体のありとあらゆる部位は、自律神経と深い関わりを持っています。そうした身体の内側から「調整されている」「居心地が良い」と感じることで、神経の土台が育っていくのです。

バックスイッチ（背側迷走神経）とフロントスイッチ（腹側迷走神経）は、まさに身体中に張り巡らされています。

これら迷走神経のうち、脳から末梢へ指令が向かうものは約10～20%ほどにすぎず、約80～90%は末梢の刺激を脳に伝える「求心性」となっています。

つまり、脳が私たちの身体を支配しているようでいて、実は身体の感覚をよくすることによって脳の状態を変えていくことができるのです。

第2部のワークでは、徹底して迷走神経を刺激していきます。

どれも簡単なものばかりです。

紹介したワークのすべてを行う必要などありません。あなたができるもの、興味のあるものから日常に取り入れてみてください。

何度も繰り返しますが、ポイントは、

①日常的に取り入れること
②対症療法的に取り入れること

この2つで継続していくことです。

これを続けていると、確実に神経の土台が育っていきます。

すると、自分の中に「安心感」が存在することを感じ取れるので、自律神経とのつきあい方をある程度、自分でコントロールし、ケアできるようになるでしょう。

すなわち、その時々で、土台に戻れることがわかっており、フロントスイッチ、バックスイッチのどちらで休むかの、選択肢があるということです。

ここまで来れば、「どうにもならない」はずだった自律神経は、「少し自分のコントロールが及ぶもの」に変わります。

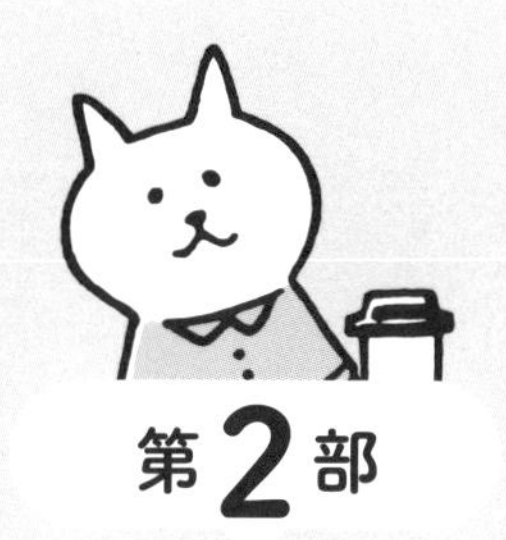

第2部

「安心」を育てる2つのスイッチ・47のワーク

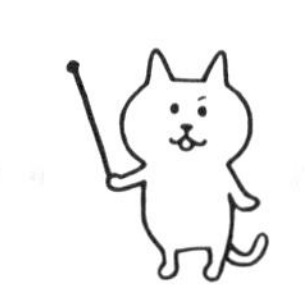

バックスイッチ18

〜一人でほっこり、のびのびリラックス〜

まずはバックスイッチ（背側迷走神経）を鍛えるワークをしてみましょう。

これによって「休息・消化モード」に入る、つまり、一人でリラックスできる能力を養います。

私たちは、好きなものを食べたり、お風呂にゆっくり浸かったり、お布団の中でぬくぬくしたりというときには、自然とリラックスできています。

そうしたリラックス力を、簡単なワークによって強化するのです。

また、バックスイッチは、主にお腹にあるので、そこを優しく刺激してあげるのも効果的です。

イライラしたり、興奮したりと、交感神経が活性化し過ぎているとき、バックスイッチの働きでそれを収めようとします。ですが、「休息・消化モード」がしっかり育っていないと、「凍りつきモード」を使わざるを得ない結果となります。

ですが、ここに紹介するワークを日常の中に少しずつ取り入れていけば、交感神経が過剰になった場面でも、「凍りつきモード」になるのではなく、「休息・消化モード」に入り、「一人でリラックスしよう」と身体が反応してくれるようになります。

腎臓の位置に手を当てる

腎臓は腰の上あたりの左右に1つずつあり、バックスイッチの神経が通っている臓器の1つです。そのため、この臓器の働きがよくなるよう内受容感覚に働きかけることで、「休息・消化モード」が大きく育ちます。

イラストのように腎臓の位置に両手の平を当て、その温かみを感じてみましょう。

座った姿勢でもいいですが、**寝る前に横になって行うのがベスト**です。**重力によって、腎臓が手の平の上で休むような形になり、より効果がわかりやすくなります。**

それに、そのまま眠りに入ることができるのもいいですね。

実際に、腎臓に手の平を当てていると、アドレナリンの分泌が緩やかになってぐっすり眠ることができます。

ただし、素肌に直に触れるよりも、パジャマや服の上から手を当てたほうが、自分

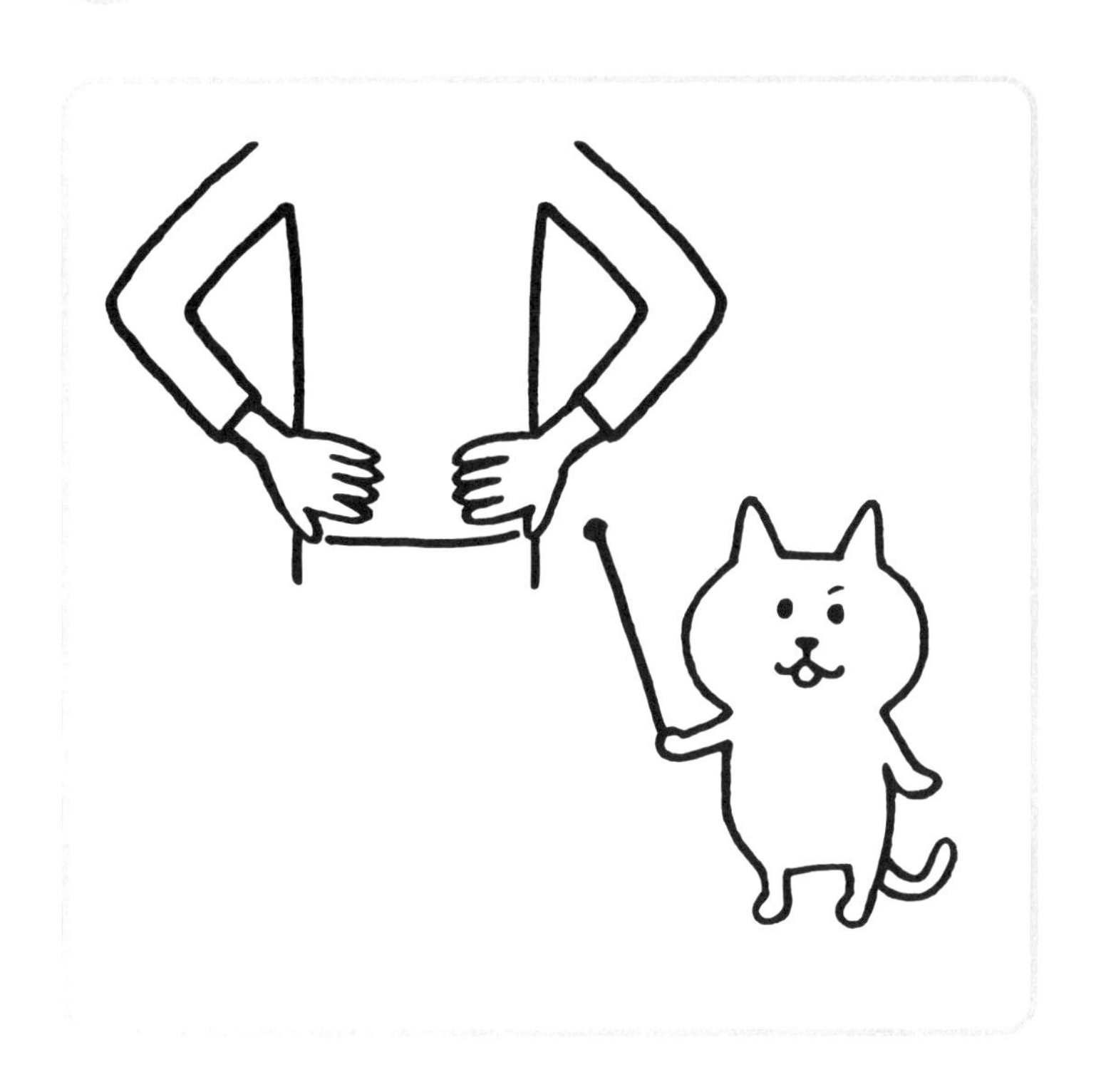

の落ち着いていく感じがわかりやすくなります。
最初は、「腎臓ってどのへんなの？」と迷うかもしれません。そのときは、腰のあたりから少し上に触れてみて、「あ、このあたりに触れていると気持ちいいし、なんだか安心する」というところがあれば、それでOKです。
慣れてくると、腎臓の拍動も感じられるようになります。
このように腎臓と親しくなってくると日々の安心の感覚が深まってくるのがわかるでしょう。

あなたは、いつも疲れていたりしませんか？

とにかく人と会うと気を使い過ぎてしまう、週末はどっと疲れて動けない、「朝からダル重～」など。

疲労が慢性化しているなと思った人は、１つ前のワーク**「腎臓の位置に手を当てる」を、毎晩繰り返してみてください。**身体がラクな感じがする、なんか落ち着くという経験を脳や身体にインプットすることをおすすめします。

このような**休息の時間を繰り返すことで、休みを貯めていってください。**

「心地よい」を少しずつ積み重ねることで、疲労体質の原因である、「凍りつきモード」を頻繁に使う習慣から抜け出せます。

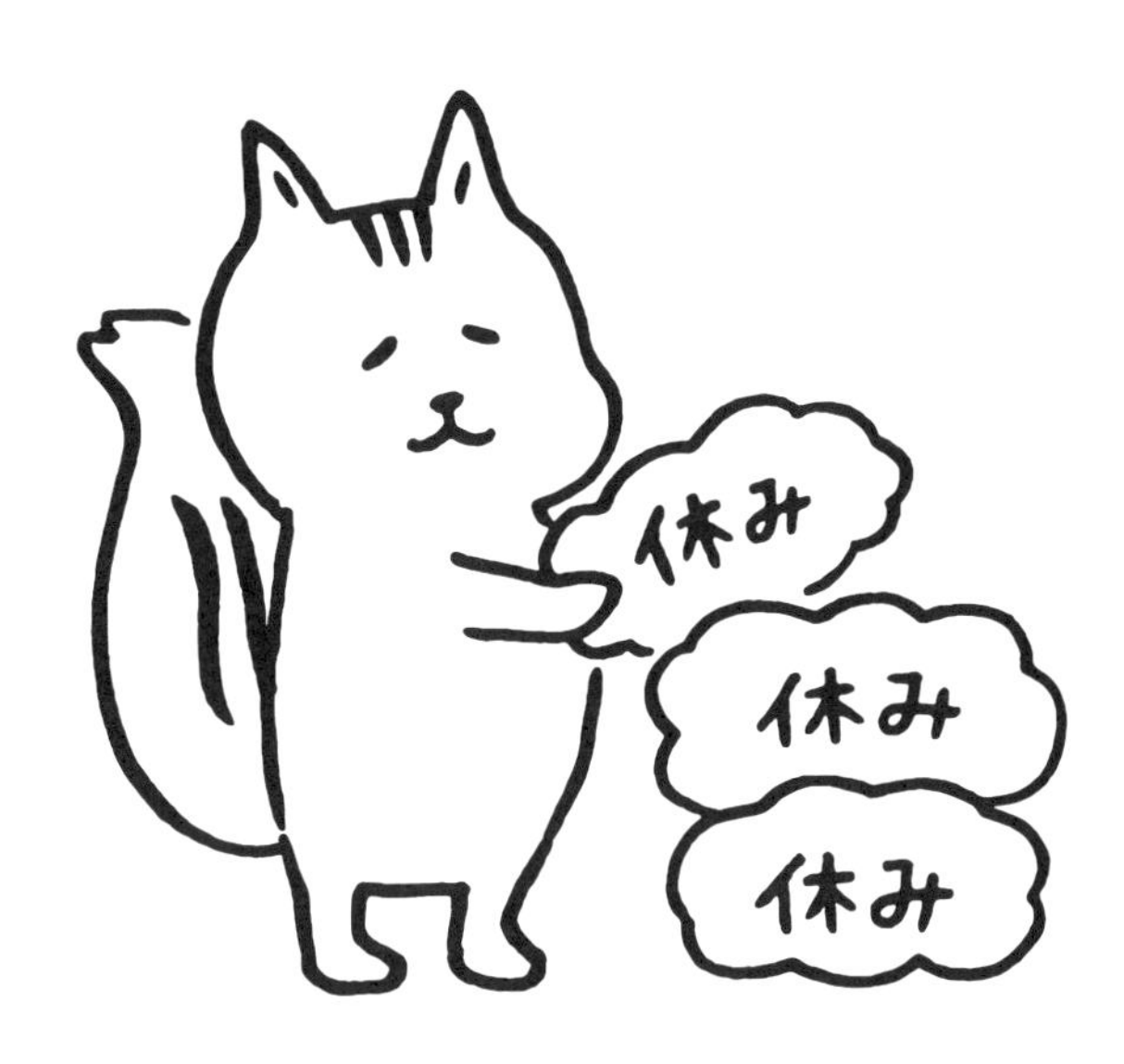

また、**エネルギーが枯渇する前に休む**ことを心がけましょう。

自分の省エネです。

「腎臓の位置に手を当てる」こと、こまめに休みを取り「休息を貯める」ことを実践すると、疲れにくくなったと感じるときがくるでしょう。

そうして、疲労に悩むということが徐々に減り、活力があって、エネルギーを使い切らない状態になります。

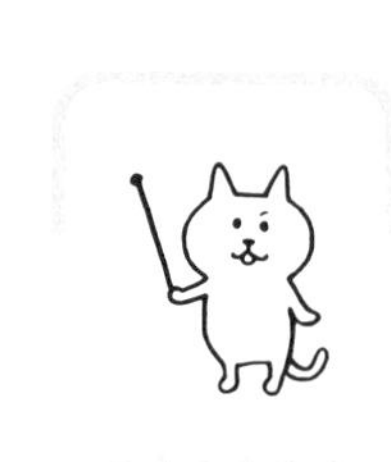

お腹を手の平で温める

バックスイッチの「休息・消化モード」には、「お腹」が深く関わっています。

「消化」の名が示すとおり、大腸にも小腸にも、この神経は通っています。

おへその周辺ならどのあたりでもいいですから、手の平を当ててみましょう。

もちろん温めても良いですね。

それだけで、「休息・消化モード」が促進されます。

リラックスできて調子の良いときには、**腸が動くのを手の平で感じ取ることができるはず**です。

まさに、「休息・消化モード」を促進できている証拠です。


逆に、ストレスが溜まっていると、お腹が硬くなっているのがわかると思います。

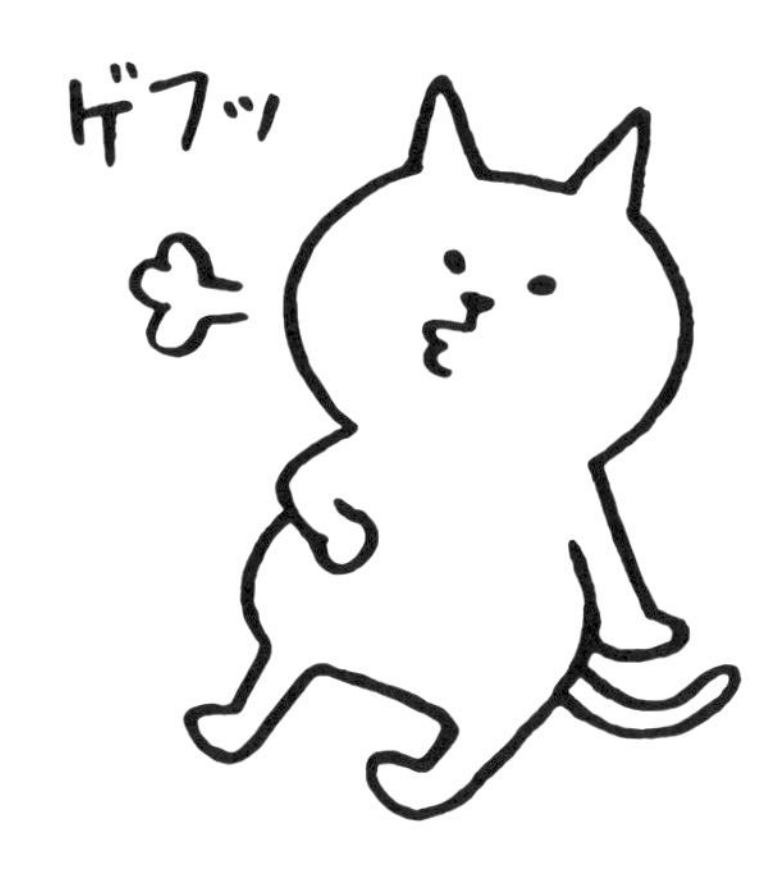

こんなときであっても、心配せずに自分の手の平をしばらく置いていると腸の動きが出てきます。

また、慣れないうちは、直に素肌に触れないようにしましょう。

刺激が直に伝わり過ぎないように、服の上からそっと温かさが伝わるような要領で行います。

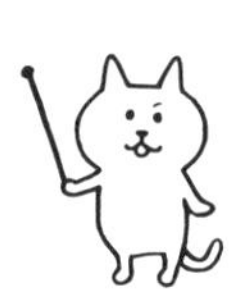

少し上級者編になりますが、お腹に触り慣れてくると、なんとなく**自分の腸の動きがわかるようになってきます。**

蠕動音（ぜんどうおん）という、腸が働いているときの「ぐぅ〜」という音がしてきたりします。

一般的には、脳は身体中のさまざま臓器に情報を送っていると認識されていると思います。ですが実は、腸から脳へも情報がたくさん伝達されているのです。

実際、腸に手を当てて、均一なリズムで呼吸が行われるようになると、自分が穏やかな状態で、安心していることに気づくという人も多いです。

すると、周囲からの光や音、匂いなどの刺激が気になっていた人は、これらの**過敏さが減る**ということも多いのです。

人と会うと気を使い過ぎたり、刺激されて疲れてしまう人にもおすすめです。

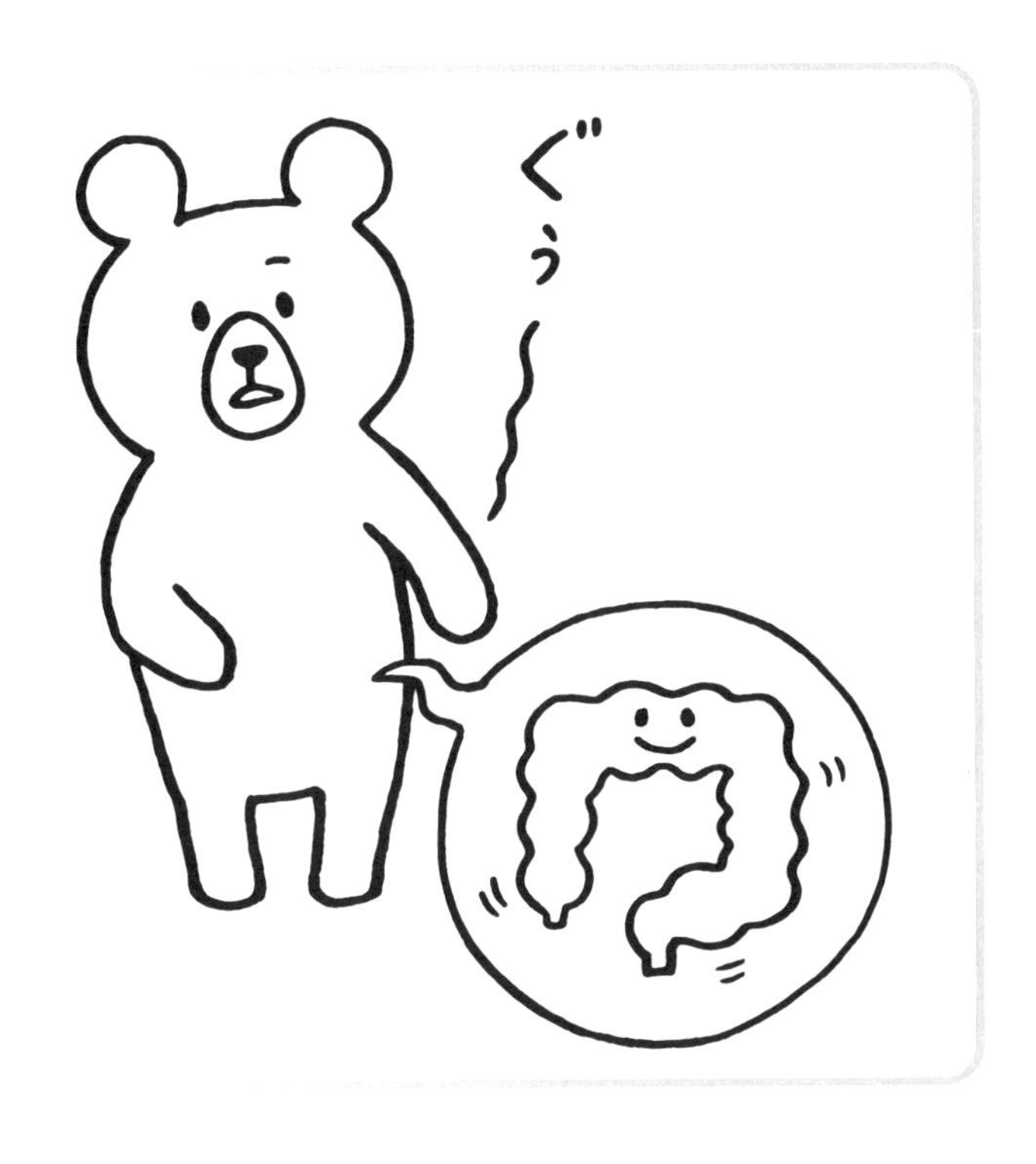

腸の神経が変わることで、刺激への抵抗力が増すというのは不思議なことですが、身体の内側の調整力が上がれば上がるほど、環境や人への過敏さが減っていきます。

敏感さのために、行動を制限することにエネルギーを使っていた分を、他のことや気心が知れた人とのつながりの時間を楽しむことに使えると良いですね！

ぼーっとする時間を取る

野生の動物は、ぼーっとしていると外敵に襲われてしまいます。

ぼーっとしていられることは、安全がある程度確保された〝人間社会〟ならではの、この上なく幸せなことなのです。

ですから、**普段からぼーっとする時間を取って、その幸せを味わいましょう。**

特に、何かストレスを感じた後には、そうした時間が大事です。

安心の土台がだんだんとできてくるにつれて、怒りや悲しみ、恐怖、パニックなど、分泌された**アドレナリンによる興奮は、5~15分くらいもすれば収まる**と実感できるはずです。

興奮した神経を落ち着かせる時間を、こまめに、そして意識的に確保しましょう。

とはいえ、スマホをいじるなど、何かやっていないと落ち着かない現代人は、「ぼ

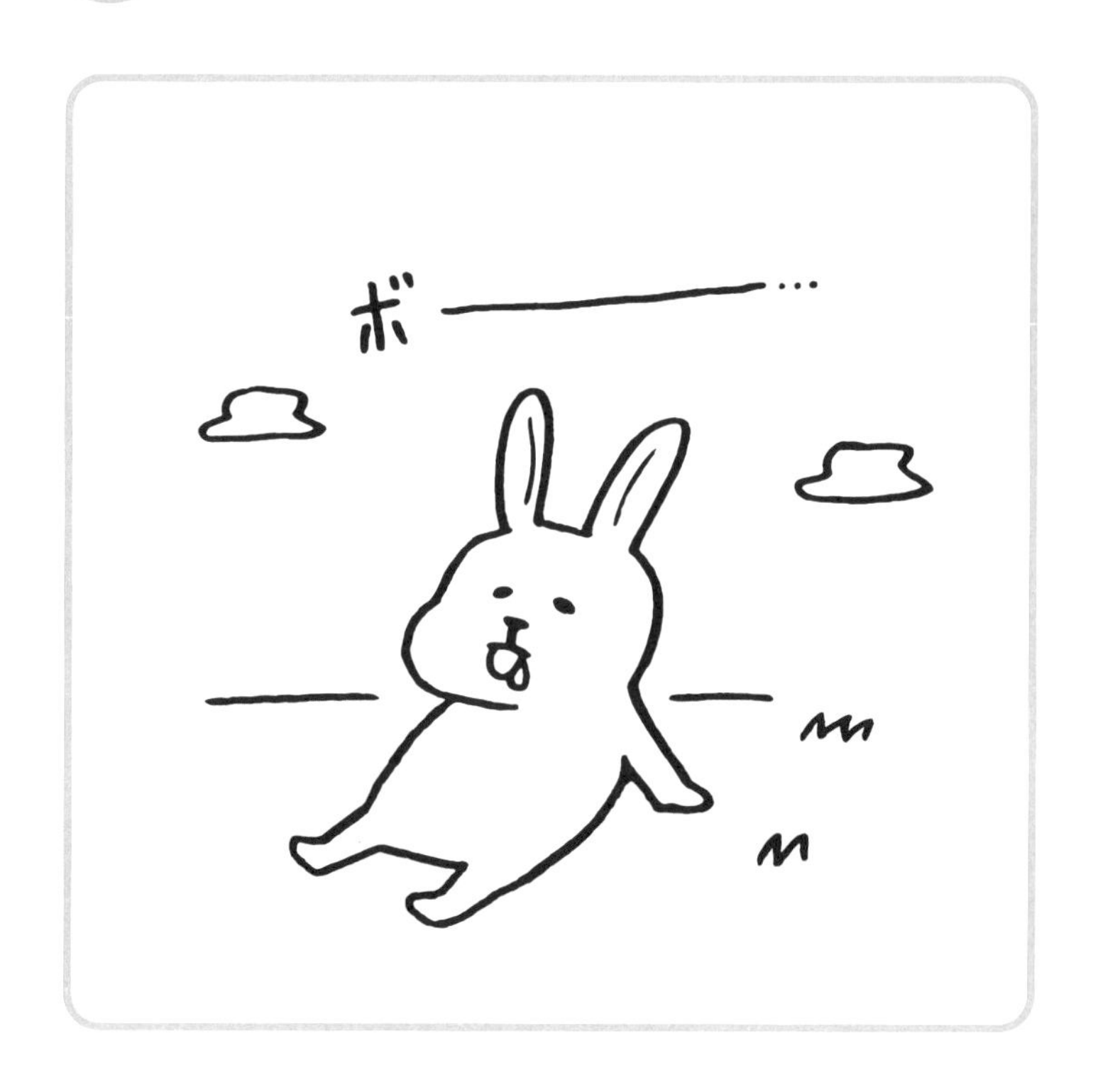

ーっとするって、どうしたら良いかわからない」となりがちです。

そんな時は手帳に20分でもいいので、「バックスイッチの時間」と書いて、**このモードの時間をスケジュールに組み込んでしまいましょう。**

凍りついてしまい、一人の部屋ではかえって落ち着かないのならば、カフェに行って人混みの中でぼーっとするのもおすすめです。

美味しいものを食べているとき、私たちは「あぁ、幸せ」と感じますね。

これは、バックスイッチの「休息・消化モード」が刺激され、脳へと良いシグナルを送っているからです。

今、健康意識の高い人たちの間では「糖質制限食」が注目され、ごはんなどの炭水化物を控えめにしているケースもあるかと思います。

美味しいものを食べて、満足してお腹いっぱいな状態を頭で想像するというよりも、できたら、**お腹で想像してみてください。**

その満たされた感覚を感じ取ると、内受容感覚がさらに磨かれます。

78ページで述べたように、内臓から脳へも情報が送られており、脳から内臓への情報よりも伝える力が強力なので、**実際に食べなくても脳は幸せを感じてくれます。**

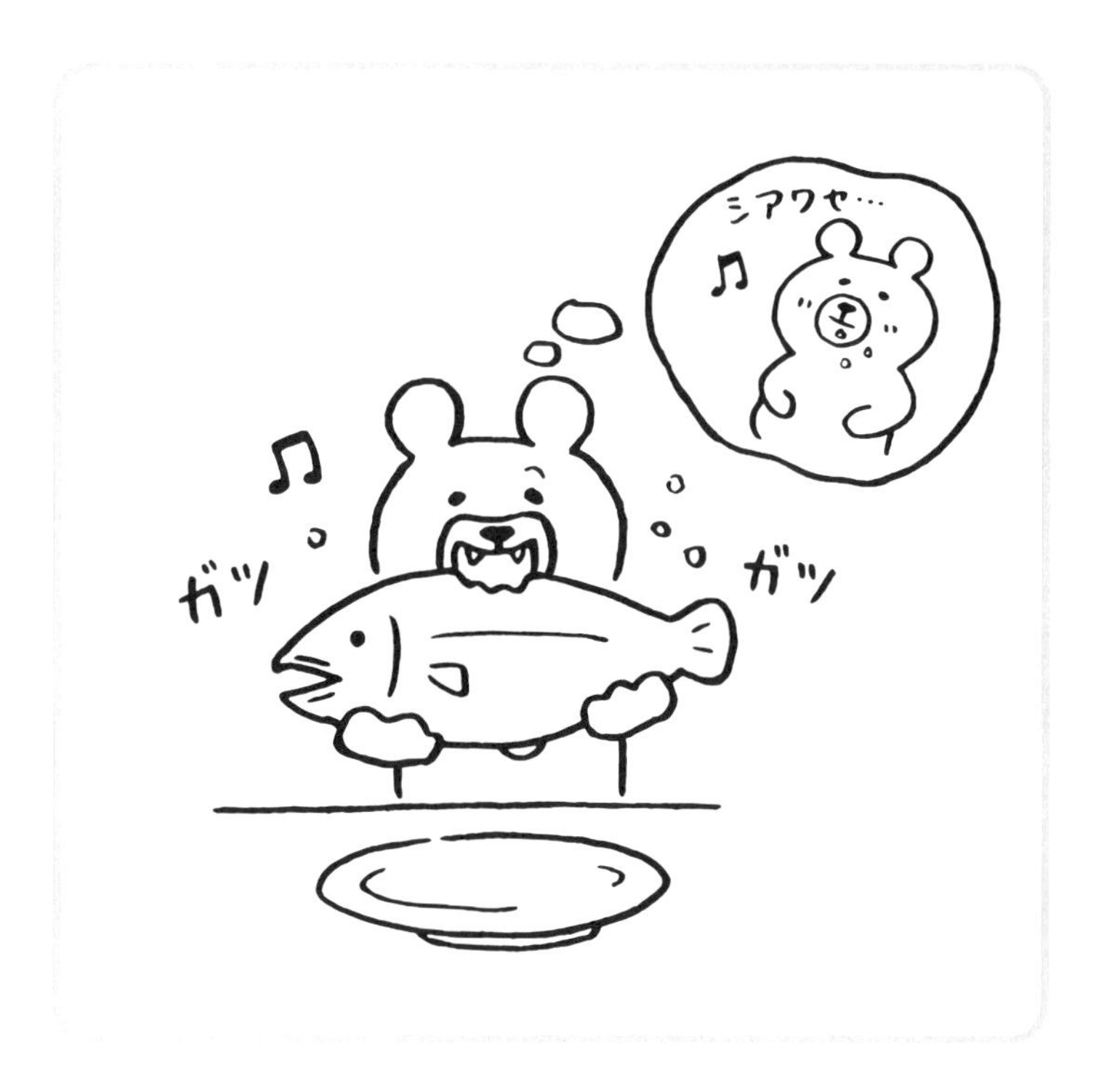

心身ともに満たされて幸せになると、呼吸が深くなったり、感覚として身体が拡がるような感じがするかもしれません。

どれもバックスイッチが育ってきている証拠です。

この状態から人ともっとつながりたいと思う段階（フロントスイッチ）へと移行できることもあるでしょう。

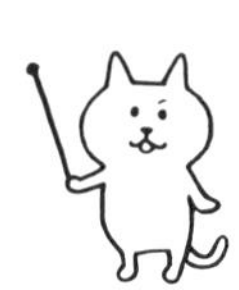

がんばり屋さんの多くが、エネルギーを使い切るまで身体を酷使してしまう傾向があります。何かをやるとき、ある程度の強度で行うと、たしかに充実感は得られますが、**あるとき突然限界に達し、エネルギーが枯渇してしまう**こともあります。

極度の温存状態である「凍りつきモード」に入ってしまう人も多いのです。

平日フルで働いて、休日は動けないくらいに疲れているという人はいませんか？

一度「凍りつきモード」に入ると回復までにある程度、休まなくてはなりません。

ですから、普段からエネルギーを使い切らないように心がけましょう。

そのためには、**もっと眠ること**です。

そもそも、スマホなど、電磁波にずっとさらされている現代人は、神経がずっと興奮した状態にあるので、脳を休ませてあげるには8〜10時間の睡眠が必要です。

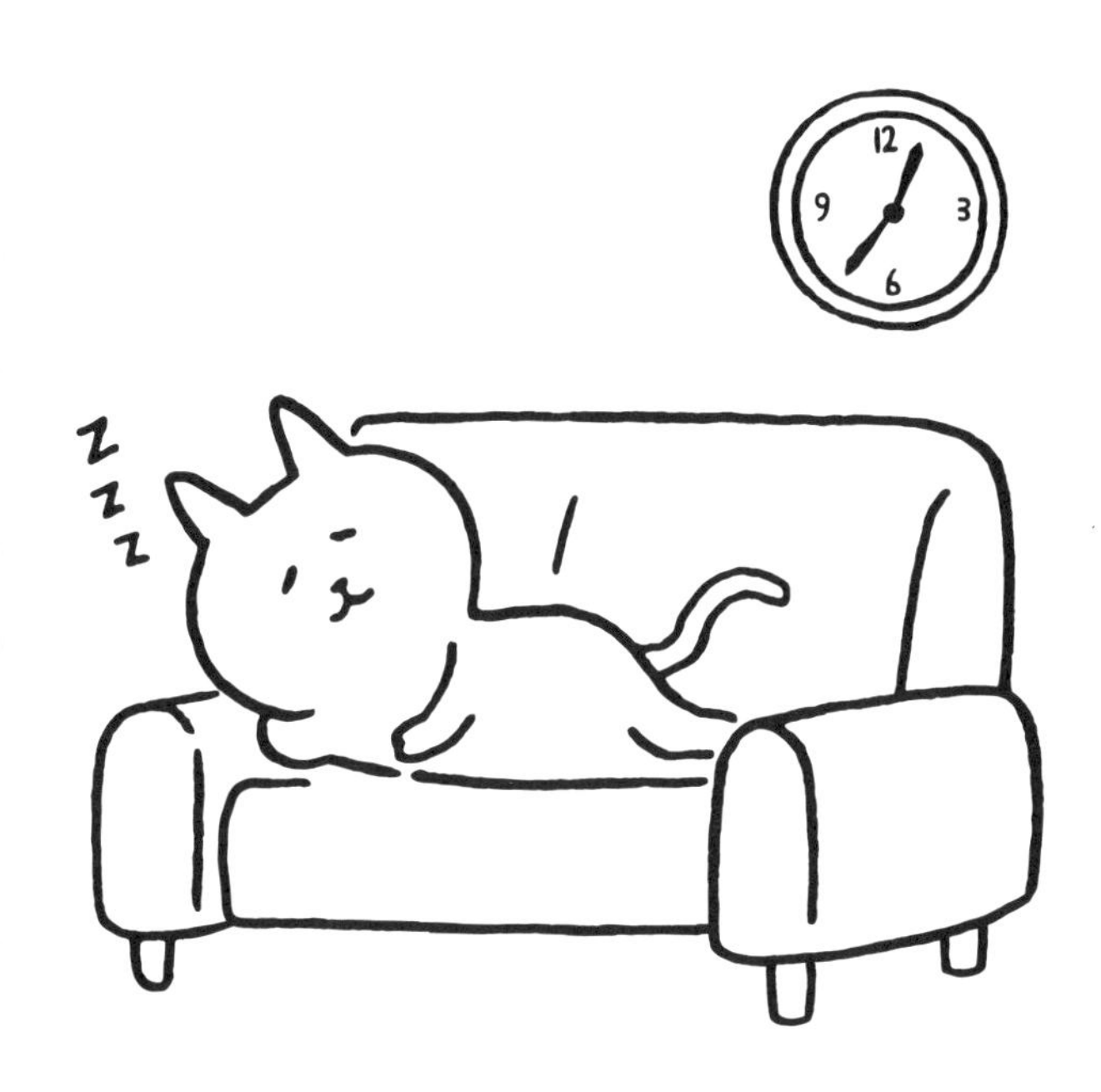

でも、実際にはそんなに取れませんよね。そこで、**お昼寝を活用しましょう。**お昼寝には、**夜の睡眠の3倍の疲労回復効果**があると言われています。

横にならずとも、ランチタイムに机に伏せて10分程度目を閉じるだけでもOK。

「睡眠は足りている」と思っている人でも、実は足りていないケースがほとんどですから、意識的に目を閉じて10分間の静かな時間を過ごしてみてください。

もちろん、電車の中でただ目を閉じているのも良いですよ。

仕事が一段落したとき、あなたはどんなブレークタイムを取っているでしょう。

もしかしたら、コーヒーやエナジードリンクなどカフェインの強いものを飲んで疲れを払い、気合いを入れているのではありませんか？

こんなことを言っている私もコーヒーと甘いもののコンビが大好き。無限ループですよね。または、デザートドリンクという名のシロップやクリームがてんこ盛りのラテで、疲れを回復させることもあります。

ですが、カフェインは交感神経を刺激して興奮状態を維持しますから、結果的に余計に疲労感を蓄積させてしまうのです。

ですから、たまにでかまいませんから、ブレークタイムを少し変えましょう。

おすすめは、**温かい白湯やカフェインの含まれないハーブティ**。

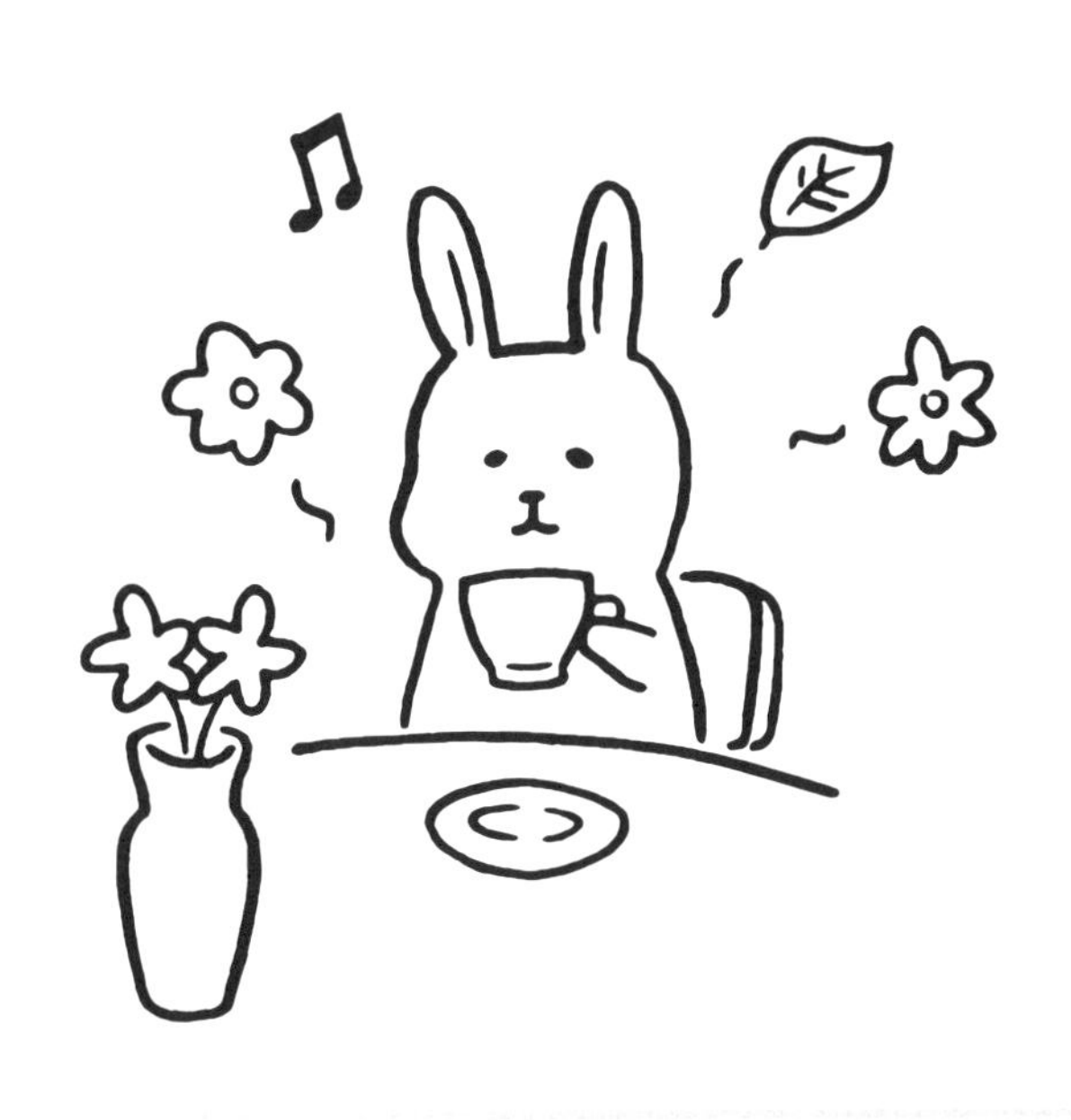

五感をフルに使って温度や香り、味わいを舌や鼻や喉で受け取ってみてください。それによって内受容感覚が磨かれると同時に、神経も休まります。

神経は**「休みたいのに興奮させられること」が減ってくると、**面白いことに、**ネガティブな思考が引き出されにくくなります。**

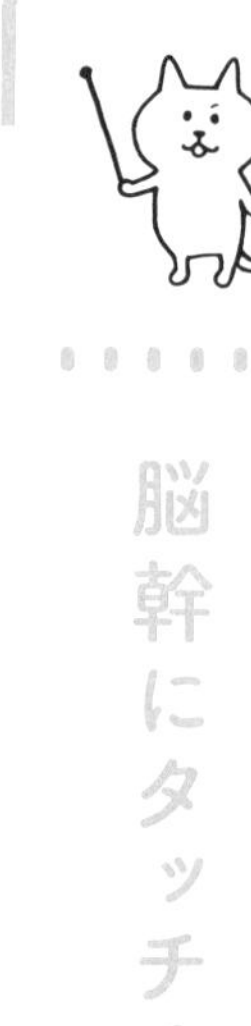

脳幹にタッチする

首の後ろと頭との境あたりには、「脳幹」という中枢神経の器官があり、フロントスイッチもバックスイッチも通っています。そのため、ここを少し手やクッション・枕で支えてあげると気持ちが静まります。

もちろん**揉むようにマッサージしても良いですし、単に手を当てているだけでも効果があります。**

会社でも、気の張る打ち合わせの後など、自席で背もたれに体重を預け、組んだ両手の平に頭を乗せるようなポーズを取っている人がいませんか？

あれは、無意識のうちに神経を休めているのです。

何かイライラするようなことがあったり、興奮を収めたいときには、目を閉じて考え事をしているように見せて脳幹に触れてあげてください。

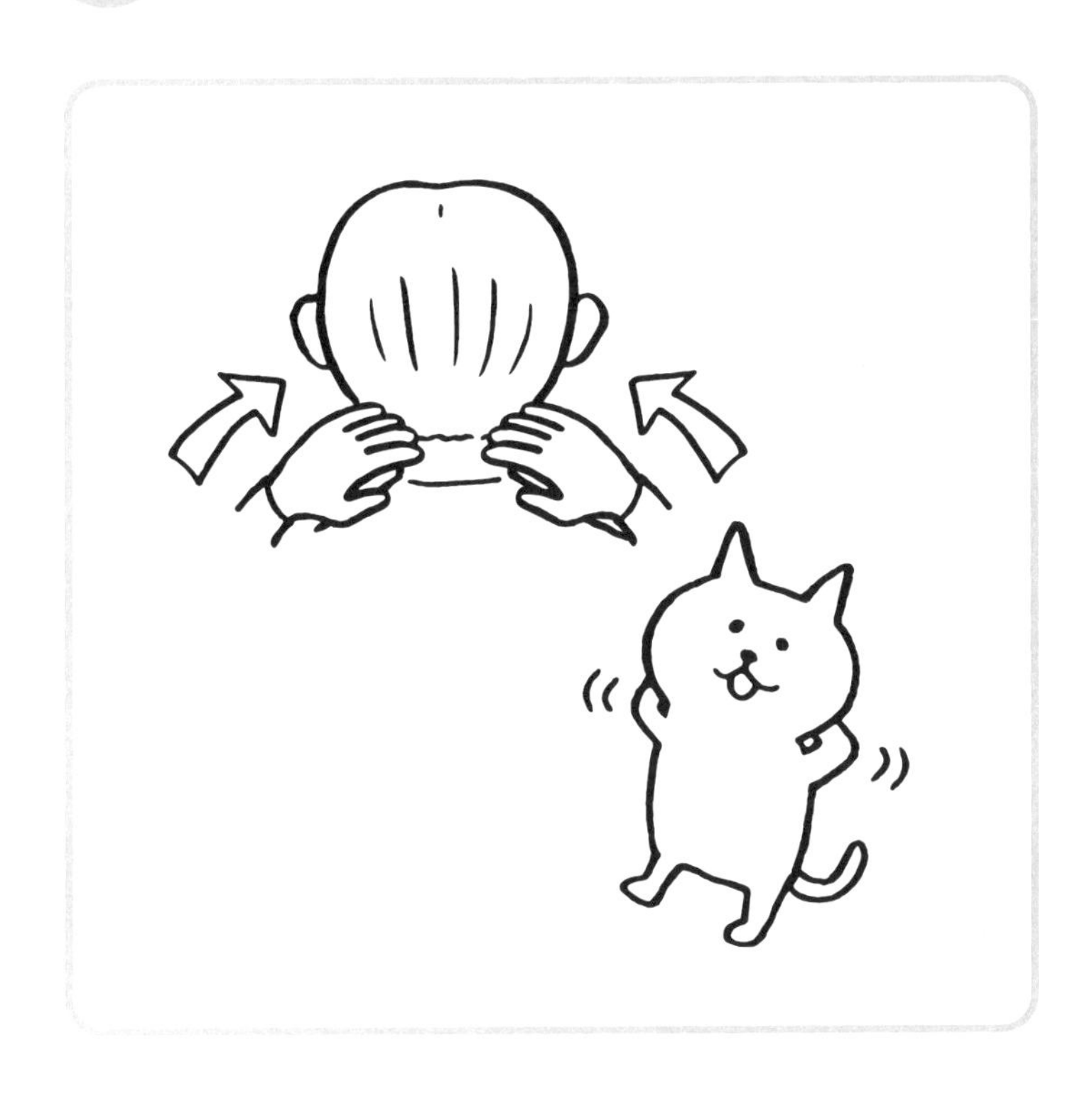

そうした対処療法的な使い方とは別に、脳幹タッチは定期的に行っても効果的です。

特に、**寝る前の5分間**、首の後ろに手を当てていると、1日活動して過覚醒ぎみになっていた神経が休まり、おだやかな眠りに入れます。

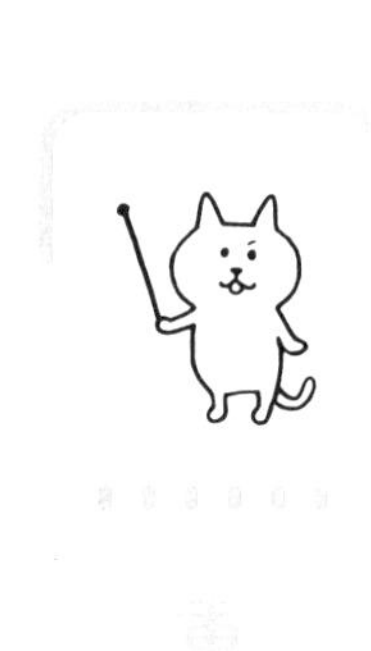

重さのあるものを足に乗せる

睡眠に問題を抱える人には、腎臓や脳幹へのタッチに加えて、**セラピストが両足のすねを手で押す**というものがあります。これによって交感神経の興奮が収まります。

このワークをより簡単に自分で行うには、重みのあるものを利用することです。

具体的には、2キロくらいの重さで、しかも、両足のすねにまんべんなくまとわりつくようにフィットするものを乗せられたら理想的です。

となると、私が一番に思いつくのがお米です。横になって、2キロ程度のお米を袋のまま、両足のすねの上に置いてみましょう。それだけで気持ち良いと思います。

そのまま10分もすると、神経が落ち着いて眠くなってくるはずです。

そうしたら、すねの上から取り除いてぐっすり眠ってください。

お米の他に、そば殻の枕もおすすめです。

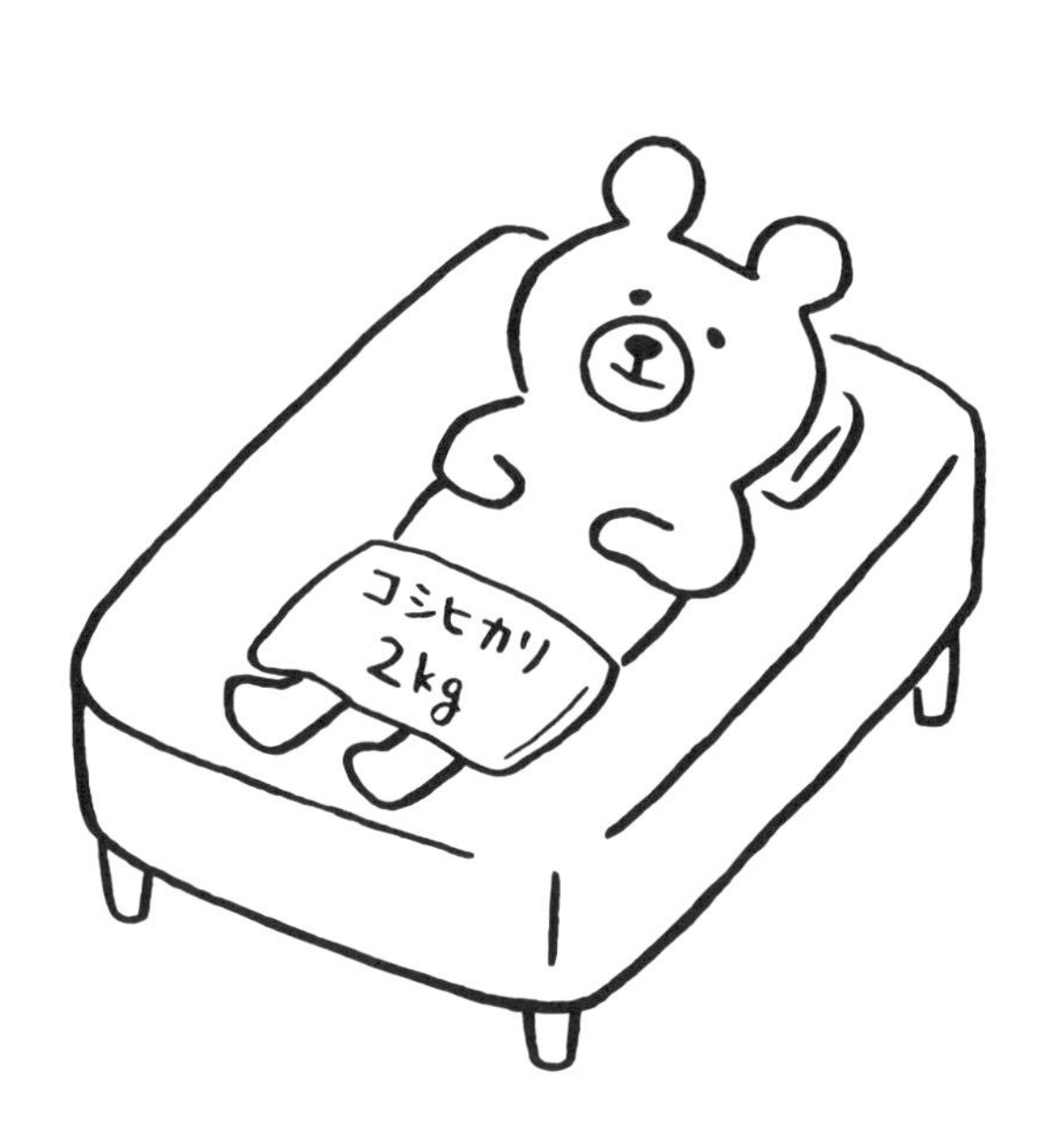

厚めの本など重みのあるものをタオルでくるんでも良いですが、その場合、すねへのフィット感がやや不足するかもしれません。

さらに、これはセラピストでなくとも誰かにやってもらうと、より効果的です。

なぜなら、**他人に自分の神経の興奮を収めてもらう経験**は、**神経の土台を育てる大事なプロセス**だからです。

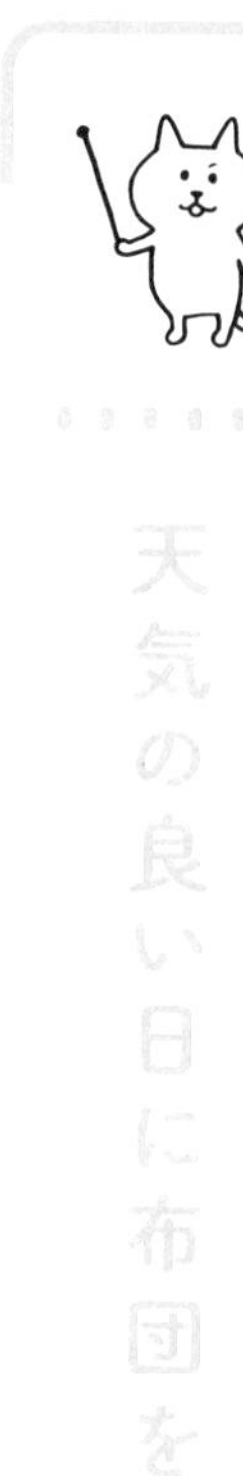

天気の良い日に布団を干す

私たちは、夏場は活動的に動けても、どうしても秋から春には気分が塞ぎ込みがちになります。

そんな時期に、ぜひ積極的に行ってほしいのが、**布団干し**です。

干して取り込んだばかりのお布団には、お日様の匂いと暖かさが残っており、フワフワとして肌触りが良いですよね。

こうした干したてのお布団にくるまれて眠れば、嗅覚・触覚などの外受容感覚から、身体の内部で心地よさを感じる内受容感覚が刺激され、バックスイッチが大きく育ちます。

私が子どもの頃、取り込んだばかりの布団に身体ごと突っ込んで遊び、母に怒られた記憶があります。でも、子どもは怒られてもやめません。誰に教わらなくとも、「あ

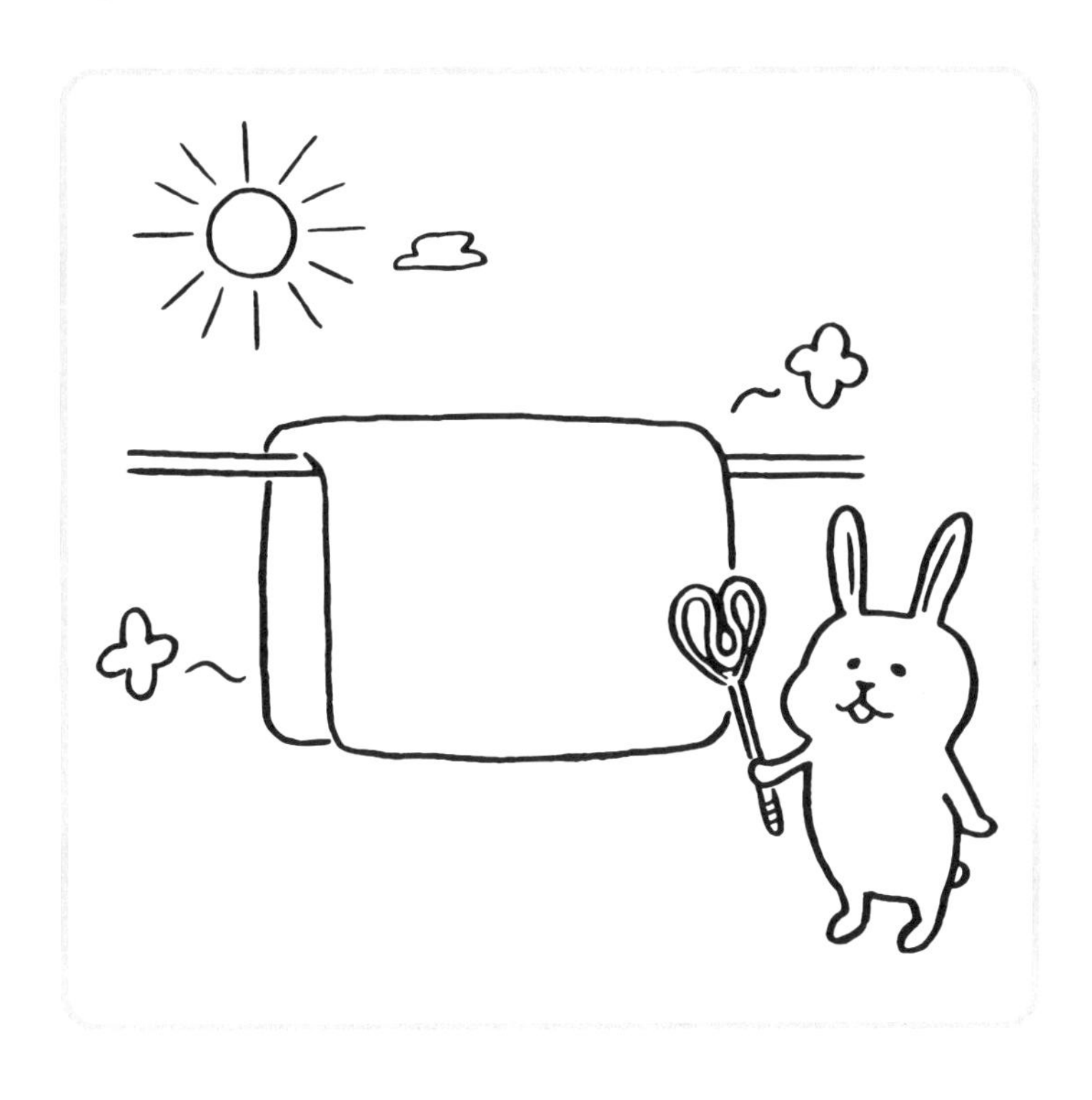

そこは安らぐ場だ」とわかっていたのでしょう。

お布団を干すなんて、何カ月ぶりだろう？　と思う人もいらっしゃると思います。**布団干し＝「ヘルシーな生活の象徴」**のような、そんなイメージがありますよね。少し手間でも、その効果は想像以上です。それに、1円もかかりません。

週末などにお布団を干す習慣をつくり、たまには自分自身を癒やしてあげましょう。

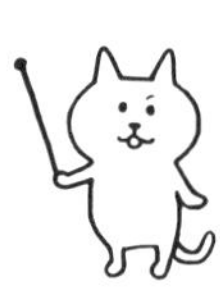

私たちの自律神経は、**日中は元気に活動するために交感神経が優位に、夕方になると副交感神経が優位になるのが理想**です。

でも、現実には、夕方になっても交感神経優位のまま興奮状態でいる人が多いのです。もしくは、夕方になると徐々に調子が上がってくる人もいますよね。

そこで、意識的に「交感神経優位→副交感神経優位」のスイッチが入れ替わる時間を感じてみましょう。

たとえば、どんなに忙しく働いていても、満員電車の中だとしても、**夕日が出ていたら、しばらく眺めましょう。**

夕日が出ているということは、もう、あなたの自律神経は副交感神経優位になる時間です。それを認識し、「さて、もう興奮は収めましょうね」と、**自分にやわらかく**

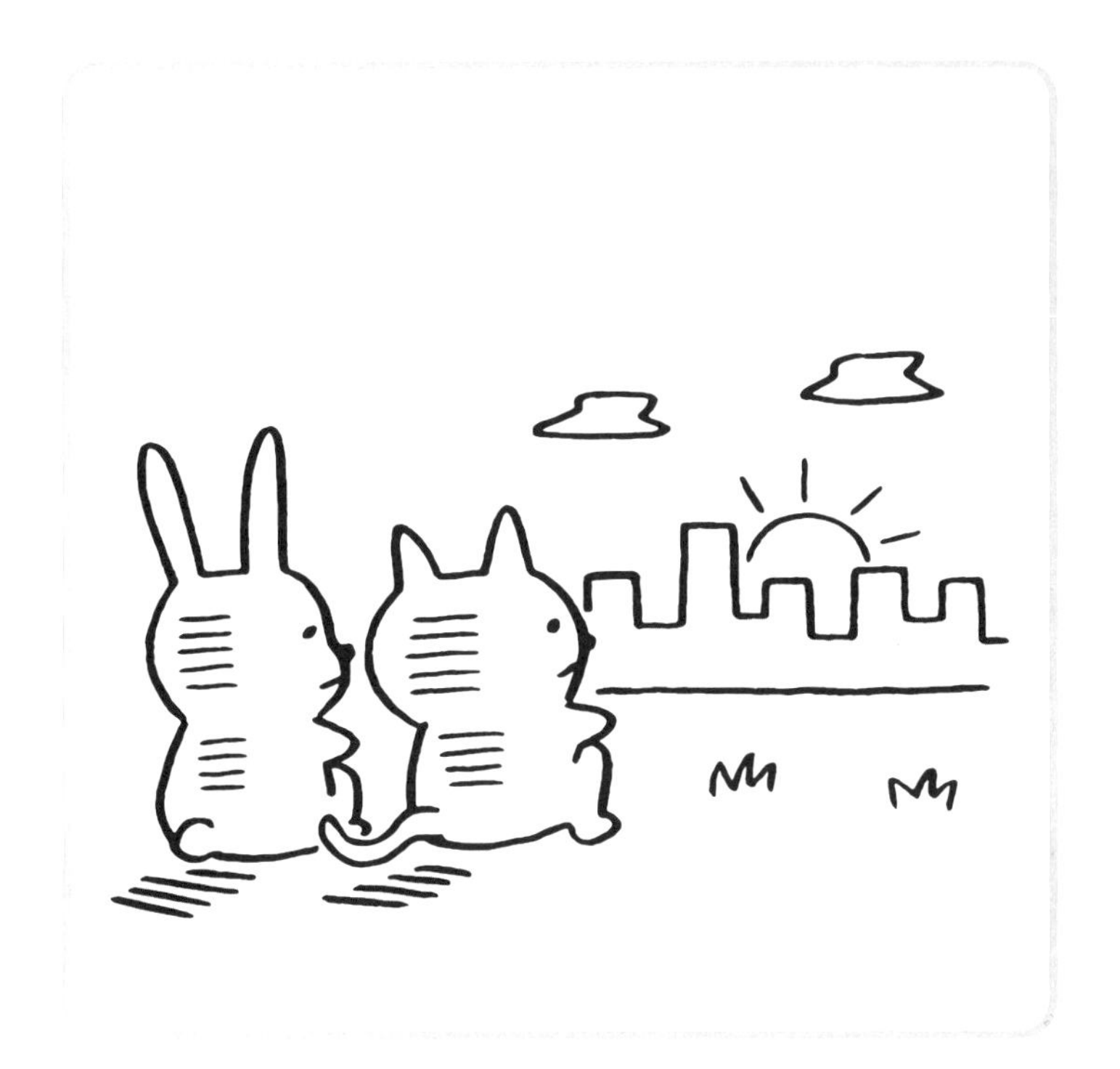

語りかけてあげましょう。

夕日のチャンスを逃したなら、**部屋でろうそくの火を見つめる**のでも良いでしょう。

部屋が暗くなっていること自体、もう交感神経優位の時間はとうに終わっているのですが、蛍光灯をつけっぱなしの生活では感覚が麻痺してしまいます。

ときには自然の暗さの中で、北欧の国々のようにろうそくの火を見つめましょう。

「やらない」をやってみる

これだけスピードの早い世の中で生きているのですから、どんな人も、毎日多くのプレッシャーを抱えながら、がんばっています。

たくさんの方が、予定をたくさん詰め込んで、日々を疾走しています。

でも、それではいつかエネルギーが枯渇してしまわないか心配です。

あなたの全エネルギーのうち、いつでも少しは残しておくようにすると、心身ともに健康でいられます。

底をつかないように、**余力がある状態をキープしたい**のです。

そのために、スケジュールは普段からちょっと空きがあるくらいにしましょう。

おすすめは、「TODOリスト」ならぬ「NOT to Do」です。「明日でも大丈夫なこと」があるなら、**緊急性がないことは、今日やるのをやめましょう。**

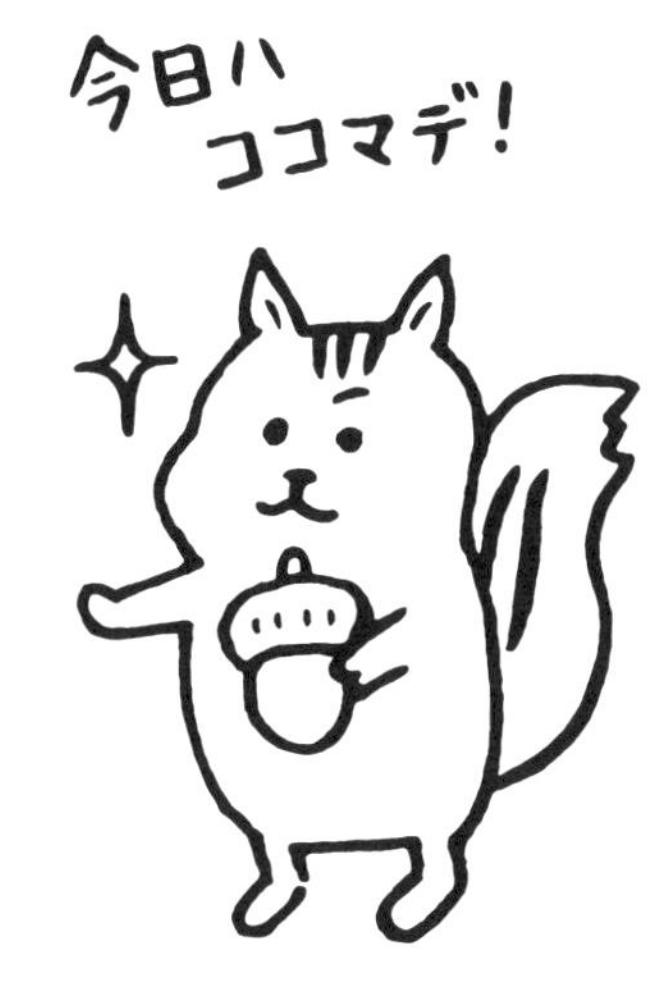

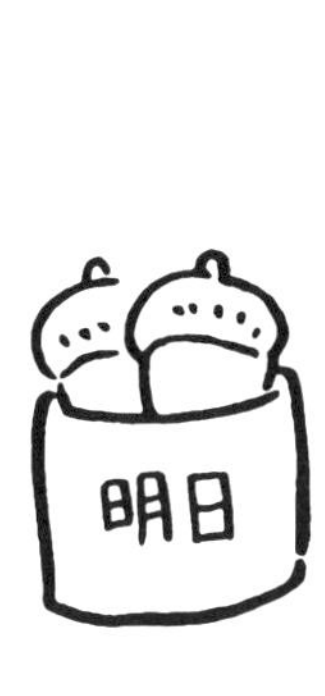

そうして空いた時間がある余裕のある状態に慣れていきましょう。ぼーっとしたり、ハーブティを飲んだりしてください。始めは、用事を全部こなさないと気になってしまい逆に不快かもしれません。

ですが、達成する昂揚感や充実感もいいけど、余裕がある「ほどほど感」のよさを感じ、だんだん後回しが上手になってくることでしょう。

デジタル・デトックスの重要性については、あちこちで述べられていますね。

それは、「安心のタネ」を育てる上でも、重要です。できれば休日は、スマホの電源を切って机の引き出しにしまい、手を触れずに過ごしましょう。

特に、**寝る前の1時間は厳禁**。スマホに限らず、パソコンやテレビなど、**ブルーライトを浴びないようにしましょう**。交感神経が活性化され、睡眠が妨げられます。

また、食事をしながらスマホを見るのもNGです。

スマホの画面を見ていれば交感神経が活性化されますが、身体はそれをなんとか抑えようと働きます。その**抑え込むための手段として、身体が食べようとする**（**消化モードに入ろうとする**）**ので、結果的に食べ過ぎてしまう**のです。

なかでも、ＳＮＳには注意が必要です。

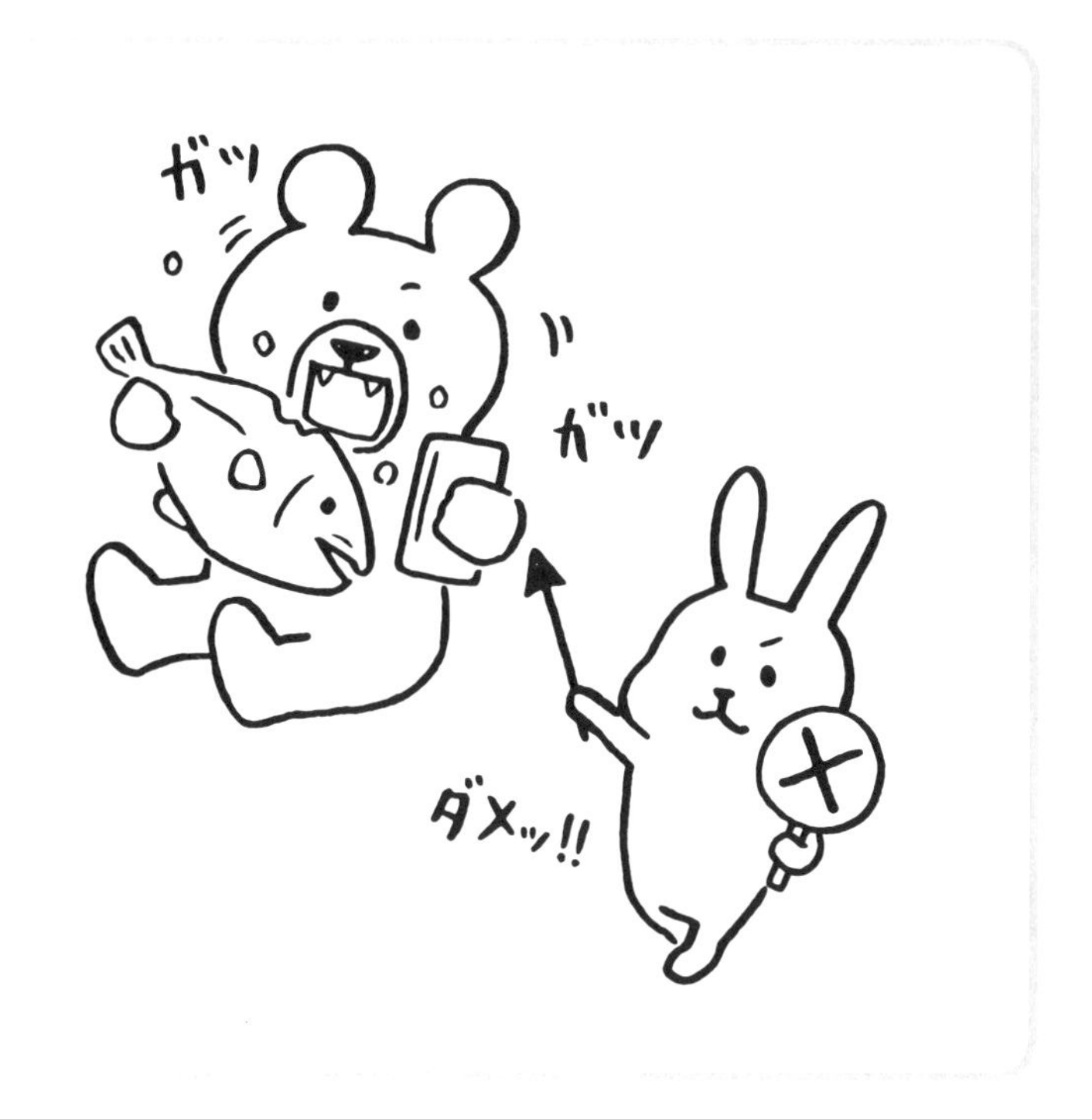

そこには楽しいこともあるかもしれませんが、あなたの神経を逆なでする情報も存在します。もし、不快な情報があるのであれば、そこから素早く離れましょう。

一方で、猫好きの人が可愛い猫の画像を眺めて癒やしを得るなどは、ＯＫです。

無駄にサバイバル状態にさせられるようなものとは、つきあい方を見直し、神経が喜ぶことをやっていきましょう！

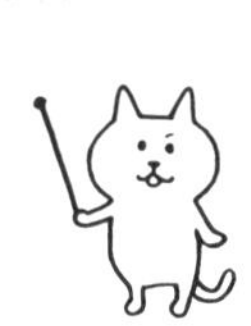

発車間際の電車に駆け込んだり、エレベーターの「閉」ボタンを連打したり……、私たちは時間に追われ、何事につけ「早く、早く」と急いでしまいますね。

そんな交感神経が活性化されたままの慌ただしい日常に、意識的にスローリズムを取り入れていきましょう。

それには、**ゆっくり動くものを見つめるのがおすすめ**です。

たとえば、シャンパンや炭酸水の泡、スノードーム、水槽のぶくぶくなど、なんでもいいですから、ゆっくり動いているものをしばらく見つめます。

時間的には3～5分も眺めていれば十分。だんだんと自分が「緩んでいく」のを感じられるでしょう。

緩む感覚が得られると、見ている対象に合わせて無意識にゆっくりと身体が揺れ始

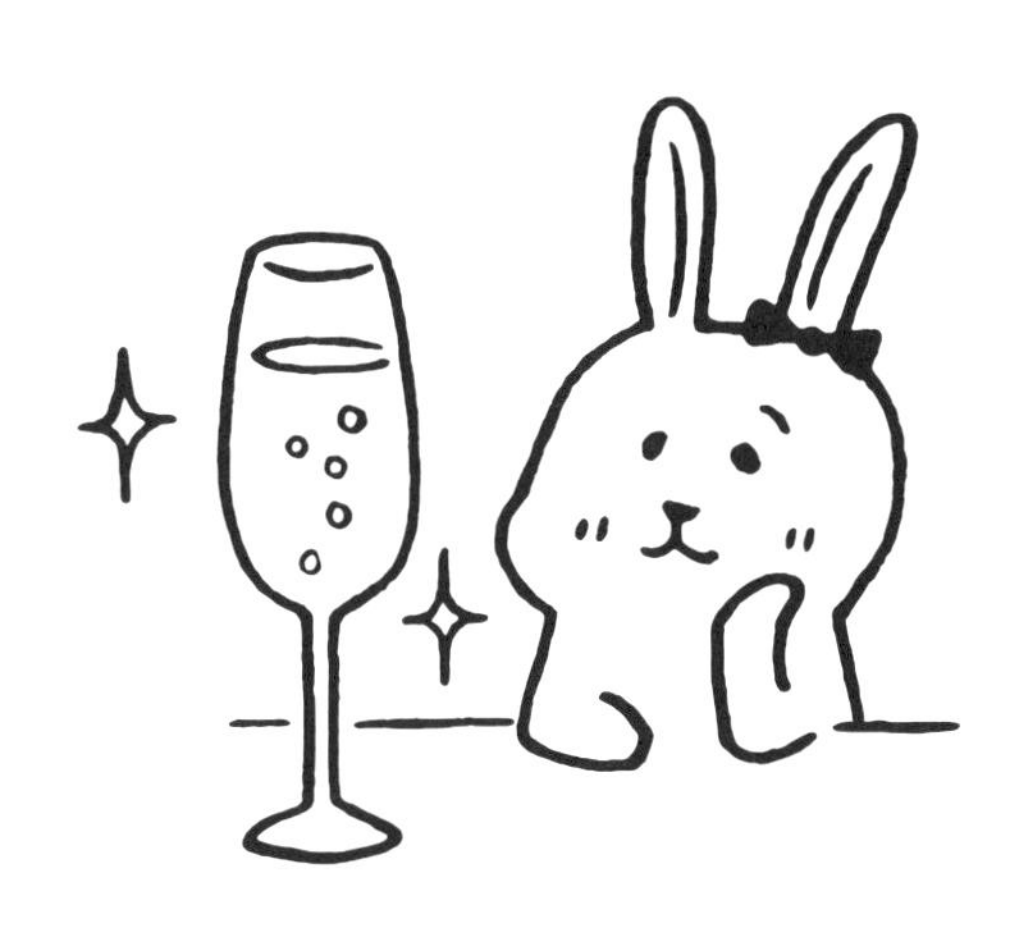

めます。本人は気づかないことが多いのですが、これは、圧受容器という**血圧を調整する部位が、正しく働いている証拠**です。

　これは、イラッとしたときの対処療法としても適していますから、会社のデスクの引き出しに、砂時計などを入れておいてもいいですし、スクリーンセーバーをゆっくり動くものに設定するのも良いでしょう。

首から鎖骨のあたりにかけて、呼吸と深く関係する「腕神経叢（わんしんけいそう）」という神経の束が通っています。

パソコン作業などによって、どうしても猫背になってしまう人が多いのですが、これは、常に腕神経叢が緊張している状態です。

そうすると**喉が詰まったようになり、呼吸も浅くなっています。**

そこで、首の周りを温めましょう。

首が温まると血管が広がります。すると、血流が良くなり腕神経叢の緊張も和らいでいきます。そして、**呼吸がラクになるだけでなく、肩こりも解消**されます。

今、電子レンジで温めて首の周りに巻ける便利な商品が、いろいろと売られていま

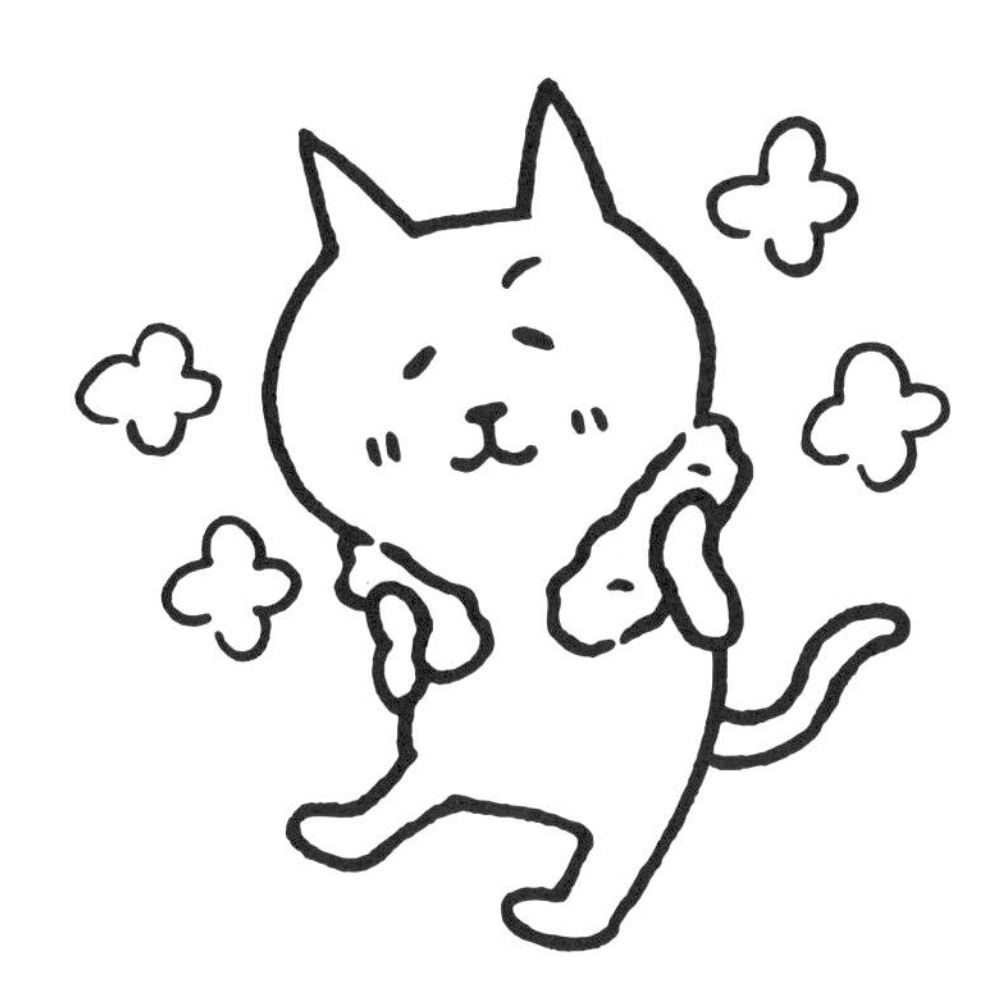

す。これらを活用したり、あるいは蒸しタオルを用いても良いでしょう。

また、極度の緊張やショックからすぐに落ち着きたいときは、対処療法として、**首の頸動脈あたりと「ハイ・ハート」と言われる心臓より少し上の位置に触れてあげる**と即効性があります。

これをやることで、「凍りつき」モードに突入するのを防いでくれます。

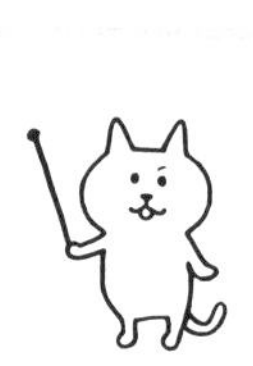

私たちは普段から、重力に反した暮らしをしています。

特に、座り時間が長いデスクワークは、重力に逆らい身体を支えるために背骨に大きな負担がかかります。

背骨ががんばれば、どうしても交感神経が刺激されてしまいます。

そこで、背骨を休め副交感神経を優位にするワークを行ってみましょう。

仰向けに寝たときにできる**身体とベッドとの隙間に、丸めたタオルなどを入れて背骨を支え、ちょっとした無重力状態をつくってあげる**のです。

そのときに、「支えられている」という感覚を持てると、なお効果的です。

座った姿勢のときでも、**壁や椅子との間にできる隙間（腰や首の隙間）に、クッシ**

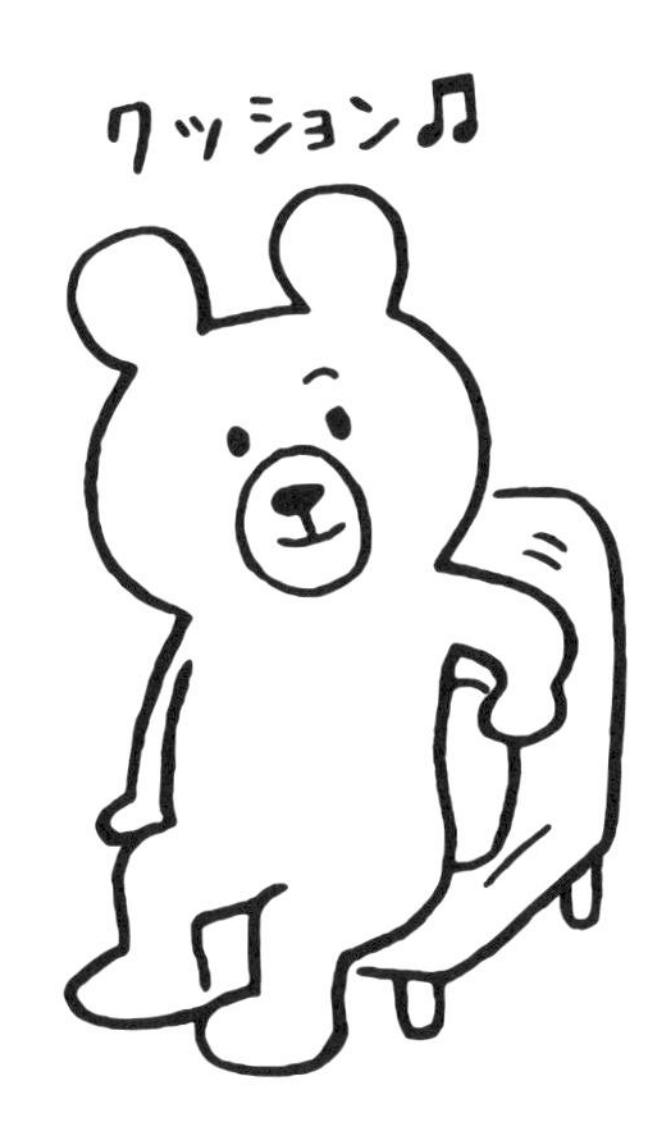

ョンやタオルを入れてあげる

だけでも背骨は休まります。

クッション、枕、タオル、ブランケットなど、お気に入りの物を周りに置いて、自分の神経をケアするために利用しましょう。

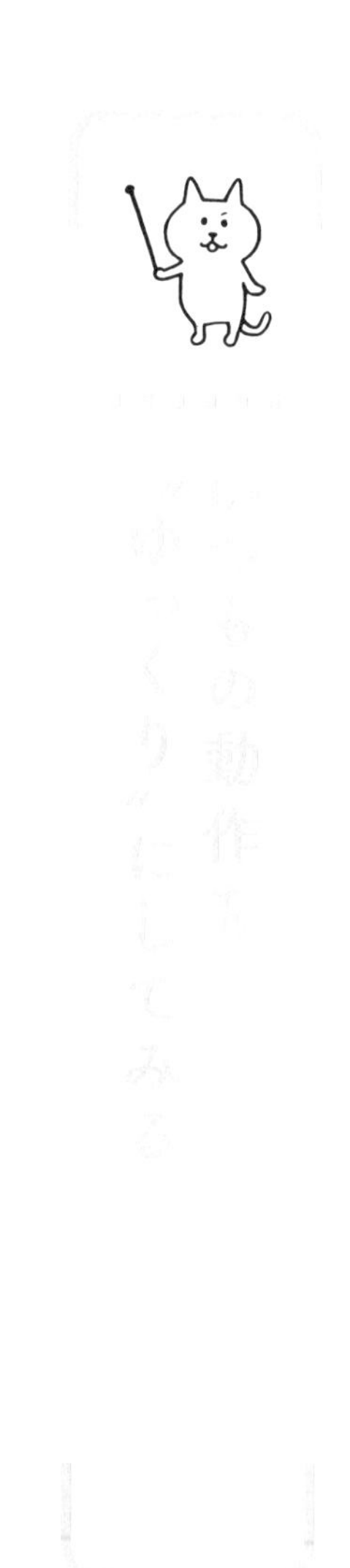

私たちは目を閉じていても、自分の鼻に触ることができますね。これを可能にするのが、「固有受容感覚」という、身体の関節にある感覚器の機能です。

固有受容感覚は、内受容感覚と密接に関係しており、刺激することでバックスイッチも育ちます。

そのため、できそうなときは、**意識的に普段の自分の手足を、あえてゆっくり丁寧に動かしてみる**ことを心がけてみましょう。

たとえば、食器を洗ってフキンで拭いて棚に戻すとき、自分の周りの空間や動作の連続性をスローモーションのように感じながら動いてみましょう。

人は、家事など楽しい作業ではないと感じるものを、小さな動きでささっと早く終

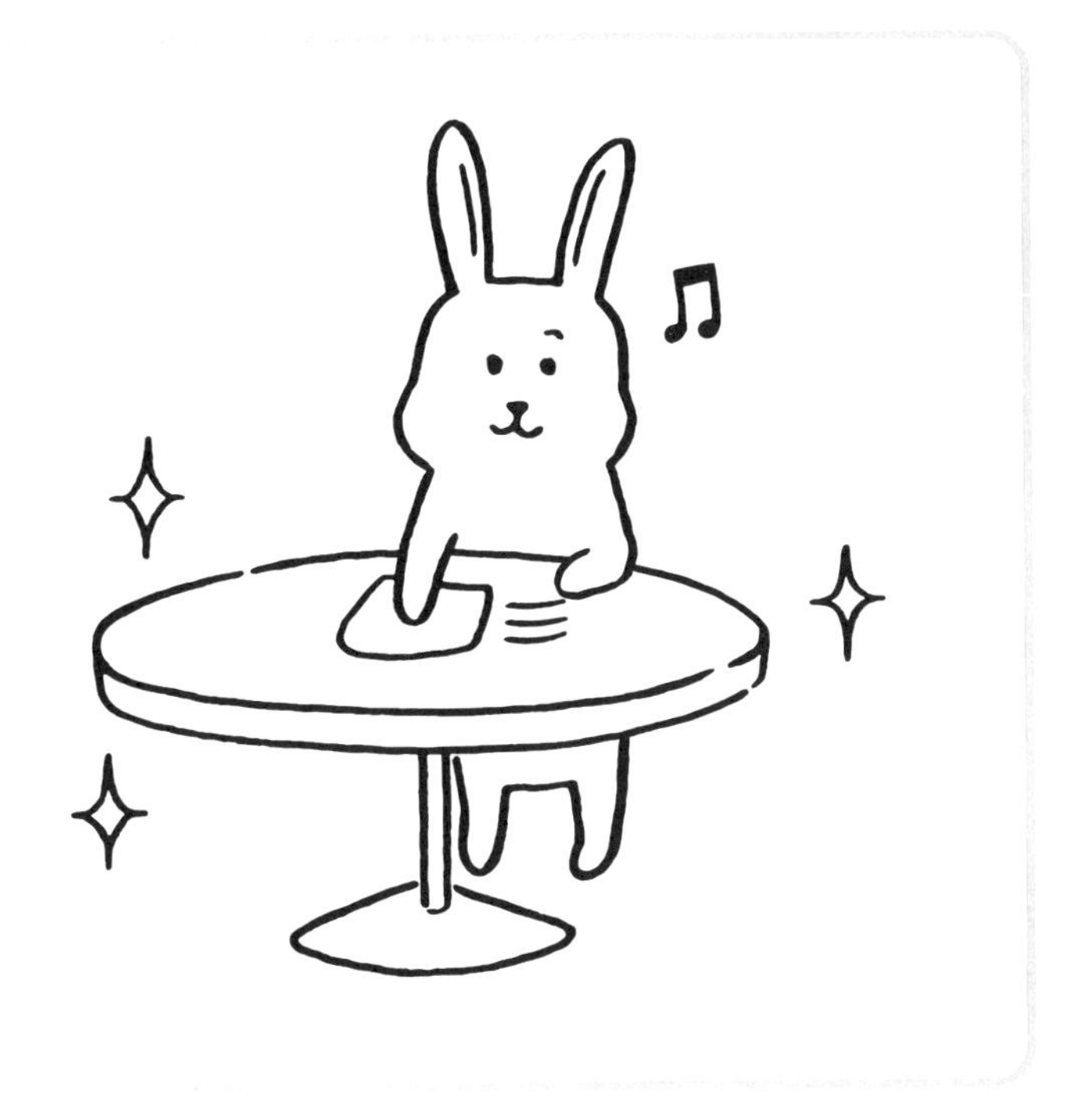

わらせようとします。
ですが実は、「面倒だ」と感じるような作業ほど、丁寧にゆっくり行ったほうが良いのです。
家事に限らず仕事でも、面倒なことを利用し、固有受容感覚を鍛えるチャンスにして磨いてしまいましょう。

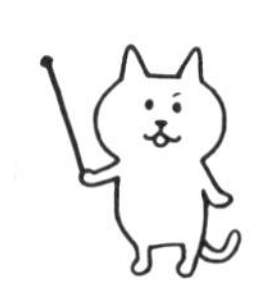

フロントスイッチ29

バックスイッチが育ってきたら、次はフロントスイッチ（腹側迷走神経）のワークもやってみましょう。

フロントスイッチの「つながりモード」は、高まった交感神経に対する最良のブレーキとなります。何しろ、他者との関わりの中で、自分の穏やかさに出会えるのですから。

こんなに心強く、安心できることは本来ありませんが、自分の中にフロントスイッチを含む神経ができ上がっていなければ、人とのやりとりは苦痛を伴います。

そこで、人と関わらずに行えるワークでフロントスイッチを育て、「つながりモード」に入れるようにしましょう。

フロントスイッチである腹側迷走神経の他にも、人と関わるのに使われる神経は、顔・口腔・鼻腔などの感覚を脳に伝える三叉神経、表情をつくる顔面神経、声を出し韻律を奏でる舌咽神経、頭を動かす副神経などがあります。

これら神経を刺激するワークを続けていれば、他人と過ごす時間に苦手意識や、緊張を感じていた場合でも、自然とつきあえるようになり、誰かと一緒にいることが「楽しくくつろげる」ものに変わっていきます。

また、自分への信頼感も増していきます。

船は出入港するときに、「ぼぉー」「ぶぅー」という汽笛を鳴らすのを、あなたはご存知ですか？

どこか、のんびりした響きで心が安らぐ音です。

実は、その音をまねて声に出してみることで、フロントスイッチが育ちます。

「ぼぉーーーーー」「ぶぅーーーーー」と声に出しながら、首の前あたりに手を添えていると、指先に振動が伝わってくるのがわかるでしょう。

このとき、フロントスイッチの通っている咽頭（いんとう）や喉頭（こうとう）、心臓に、良い刺激が加わっています。

耳の中にもフロントスイッチがしっかり通っているので、「ぼぉーーーーー」「ぶぅーーーーー」としばらく繰り返していると、気持ちが落ち着いていきます。

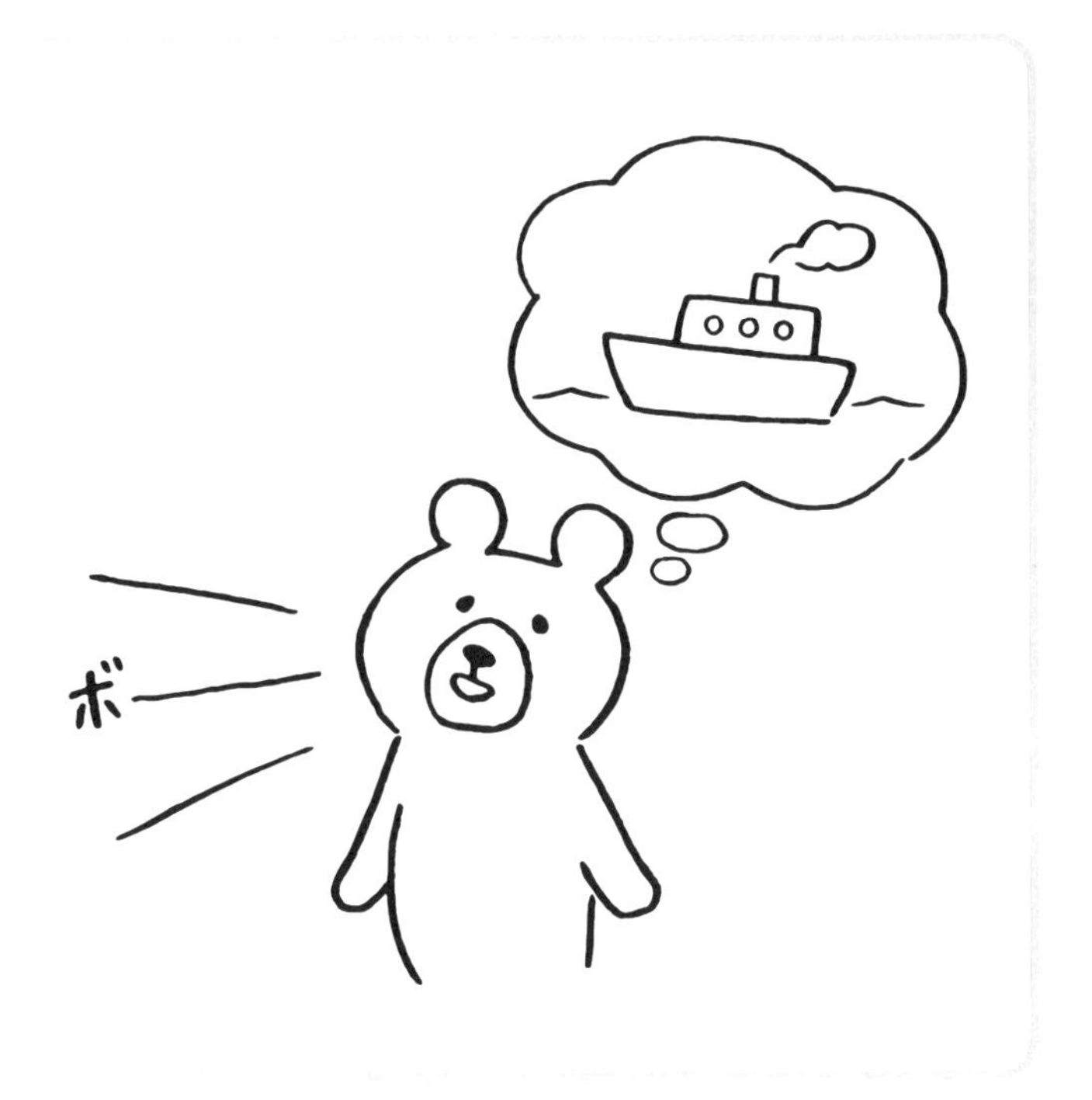

このワークは、**マイルドなブレーキの働きを促進し、「つながりモード」を鍛えてくれます。**

そのため、ただ落ち着くだけでなく、社会的な活力をキープできます。

つまり、活力はあるのに落ち着いているという理想の状態に自分を持っていくことができます。

朝、家を出る前に、「ぼぉーーーーー」「ぶぅーーーーー」と声を出してから仕事に向かうことを習慣にしましょう。

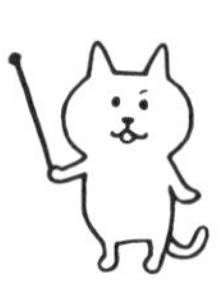

フロントスイッチを育てるには、**「自分は周囲の環境とつながっている」と認識することが大事**です。

ただ、そこに「○○さんはどう考えているのか」などと具体的な状況判断が加わると、いたずらに交感神経が刺激され、あれこれと考え過ぎてしまいます。

そんなときは、**深く考えずに周囲をキョロキョロ見てみましょう。**

そして、**見えたものを3つ口にしてみます。**ものでなくても、色や形、素材などなんでもかまいません。

また、場所によって口に出すのが難しい場合は、心の中で言うのもＯＫです。

おすすめは電車の中。電車の中は、社会的存在に満ちています。

会社に向かう朝の通勤電車では、その日の仕事のことなどを考えてブルーになりが

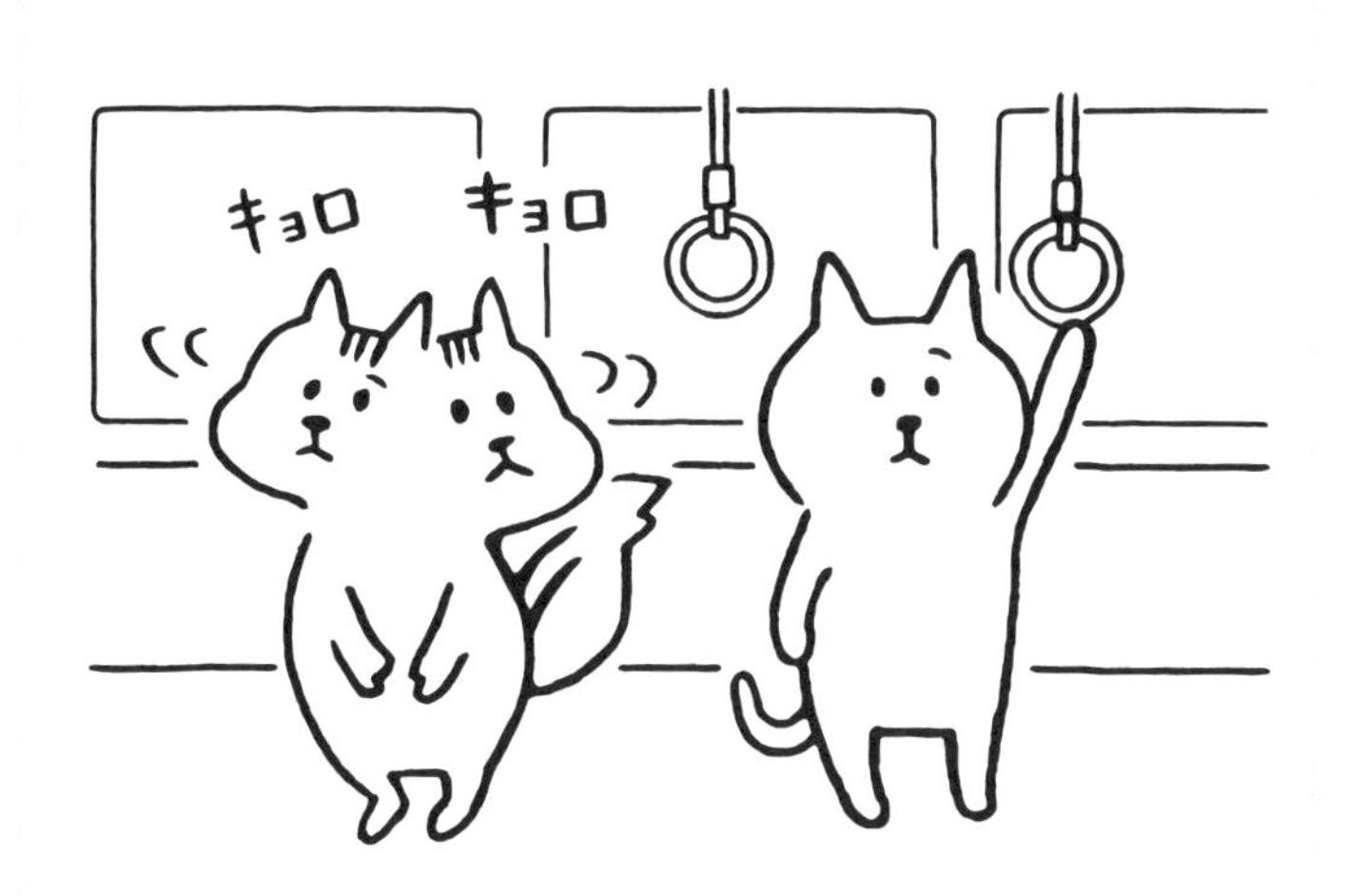

ちです。ですが、あえてそれはシャットアウトし、単純に目に入るものを見てみましょう。
「つり革、広告、サラリーマン、鞄、ドア、おじさん、小学生、窓の景色……」
　物でなくとも、形、色などでもかまいません。
　夢中になってキョロキョロしているうちに、余計な心配事など、忙しい思考を少しストップすることができます。

スキマ時間に「ふー」と息を吐く

呼吸は吸うときに交感神経が、吐くときに副交感神経が刺激されます。
ですから、気持ちを落ち着かせるためには「吐く息」が大事なのです。
ちょっとした仕事の合間などに、**「ふー」と長く息を吐いてみましょう。**
すると、興奮状態を抑えるために頻繁に使われていた急ブレーキが減って、穏やかなマイルドなブレーキを使えるようになります。

口から長ーく息を吐き、鼻から吸ったら、また口から長ーく息を吐くを数回行えば、緊張感やイライラも収まっていくことでしょう。

このとき、**口呼吸で下唇に当てるような感じで息を吐く**と、喉頭や咽頭が刺激され、さらにフロントスイッチが強くなります。

ただし、フロントスイッチを含む神経がしっかりできていないと、唇にうまく当て

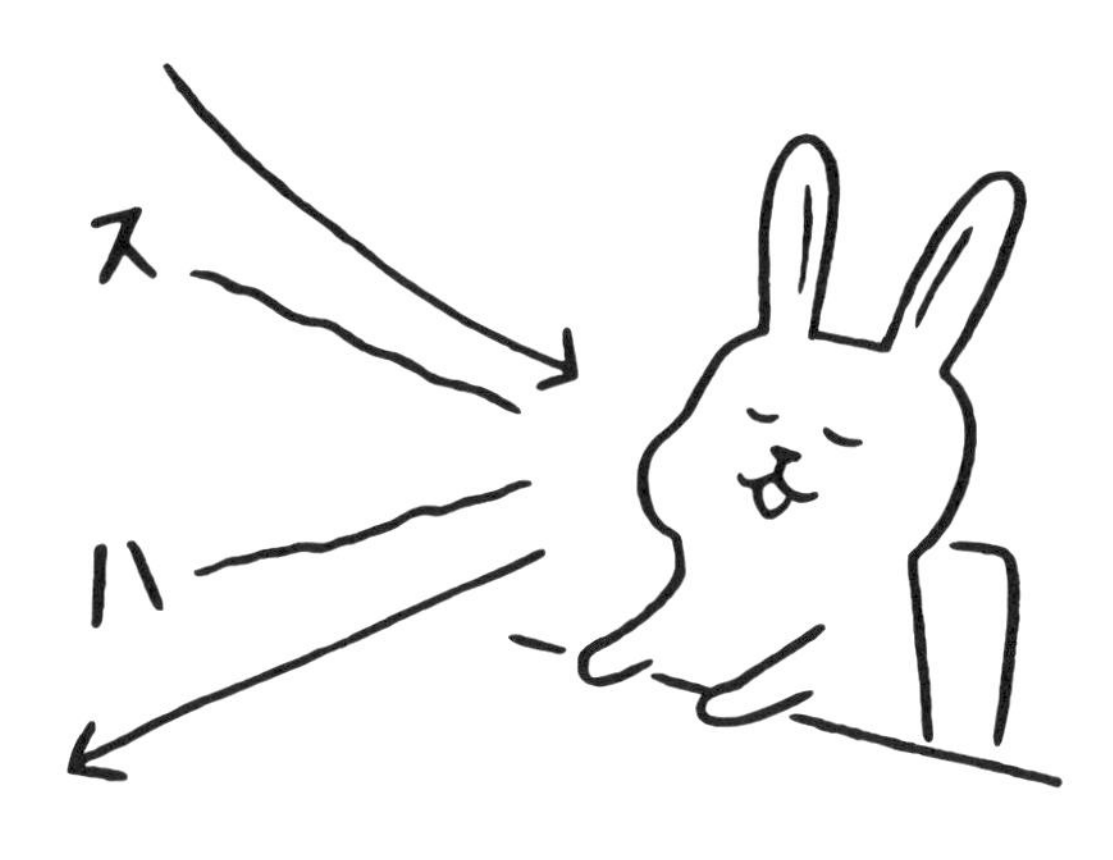

られずに不自然な動きになるかもしれません。

それでも気にすることはありません。慣れれば上手にできるようになっていきます。

これを鼻呼吸で行う場合は、ヨガなどのようにバックスイッチを育てる方向に作用します。

「人に会うとぐったり疲れてしまう」という人は多いものです。

でも、仕事の打ち合わせもあるし、プライベートでも友人とのおつきあいは必要だし……と、無理をせざるを得ませんよね。そして、その無理がまた自分を「つながりモード」から遠ざけてしまうという悪循環に陥ってしまいます。

そんなときは、顔の筋肉を総動員して、フロントスイッチをオンにしましょう。

梅干しを口に入れたときの〝酸っぱい顔〟のように、**3秒間くらい目と口元をぎゅーっと顔の中心に寄せるように力を入れます。**

これは、人前だと思いっきりできないと思いますので、トイレの個室など人目が気にならない場所で行いましょう。思いっきり力を入れて行うと、額の筋肉も、頬の筋肉も、口周りの筋肉も動いているのがわかります。

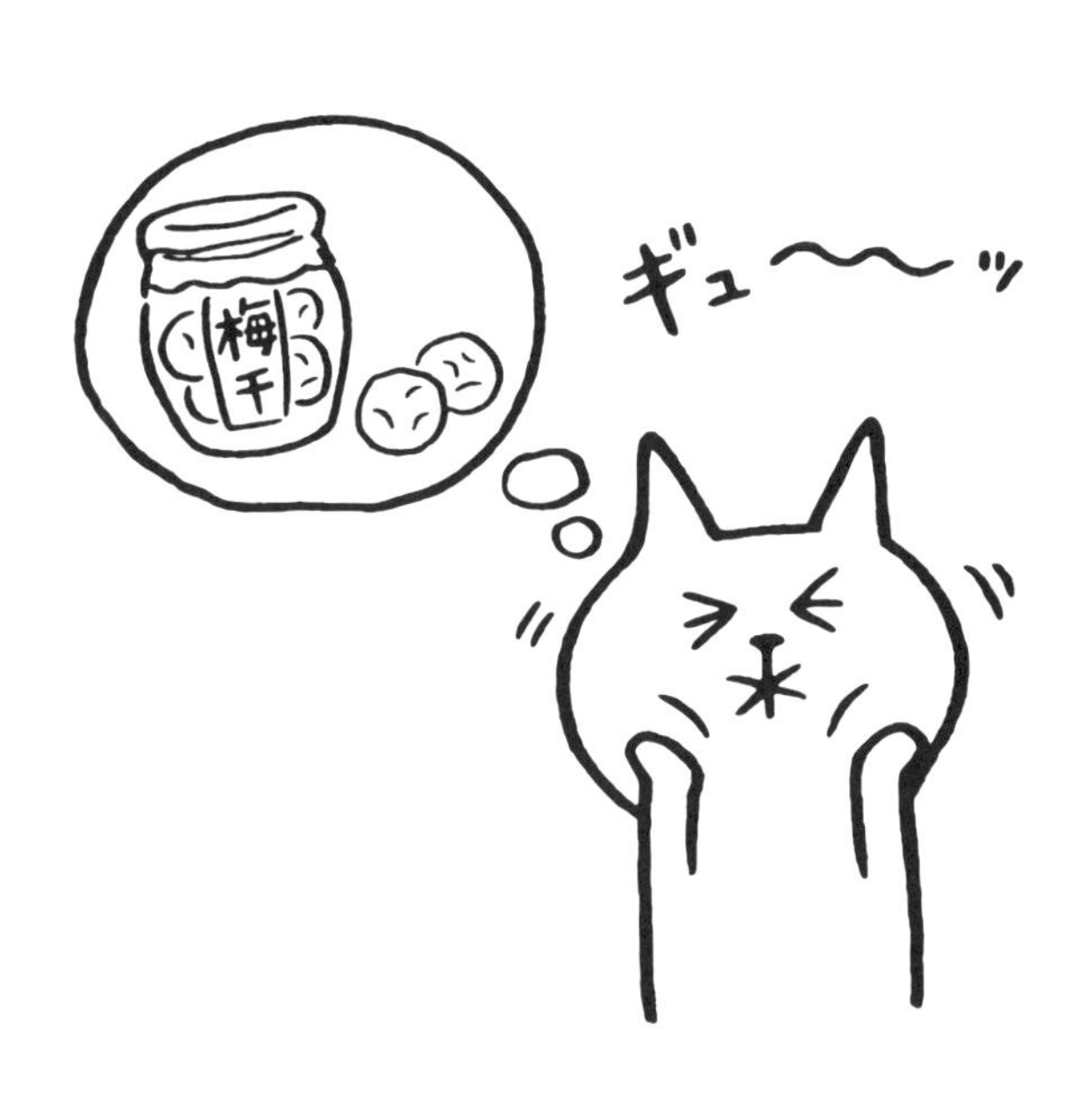

鏡の前でうっすらと目を開けて行い、自分の顔を見てみるのもおすすめです。思わず吹き出してしまうほど、楽しい気分になるかもしれません。

また、「ああ、これから○○さんに会うのは、気が重いな」というようなときは、出かける前や直前にトイレへ行って事前に行うと、その後の疲れが軽減するかもしれません。

ちょっと一息つきたいときなど、無意識に頬杖をついたりしていませんか？
頬に刺激を与えると、ホッとした気持ちを味わうことができます。
フロントスイッチを育てられるのです。
身体は、無意識に安心を手に入れようとしているんですね。

頬への刺激により良いのは、**心地良い温度を与えてあげる**こと。

暑い日には冷たいものを、寒い日には温かいものを頬に当ててみてください。それだけで、なんだかほっとします。

頬に当てるものは、ホッカイロやアイスノンのような市販物でも良いですし、お湯で温めたり、冷水で冷やしたりしたタオルでもＯＫです。

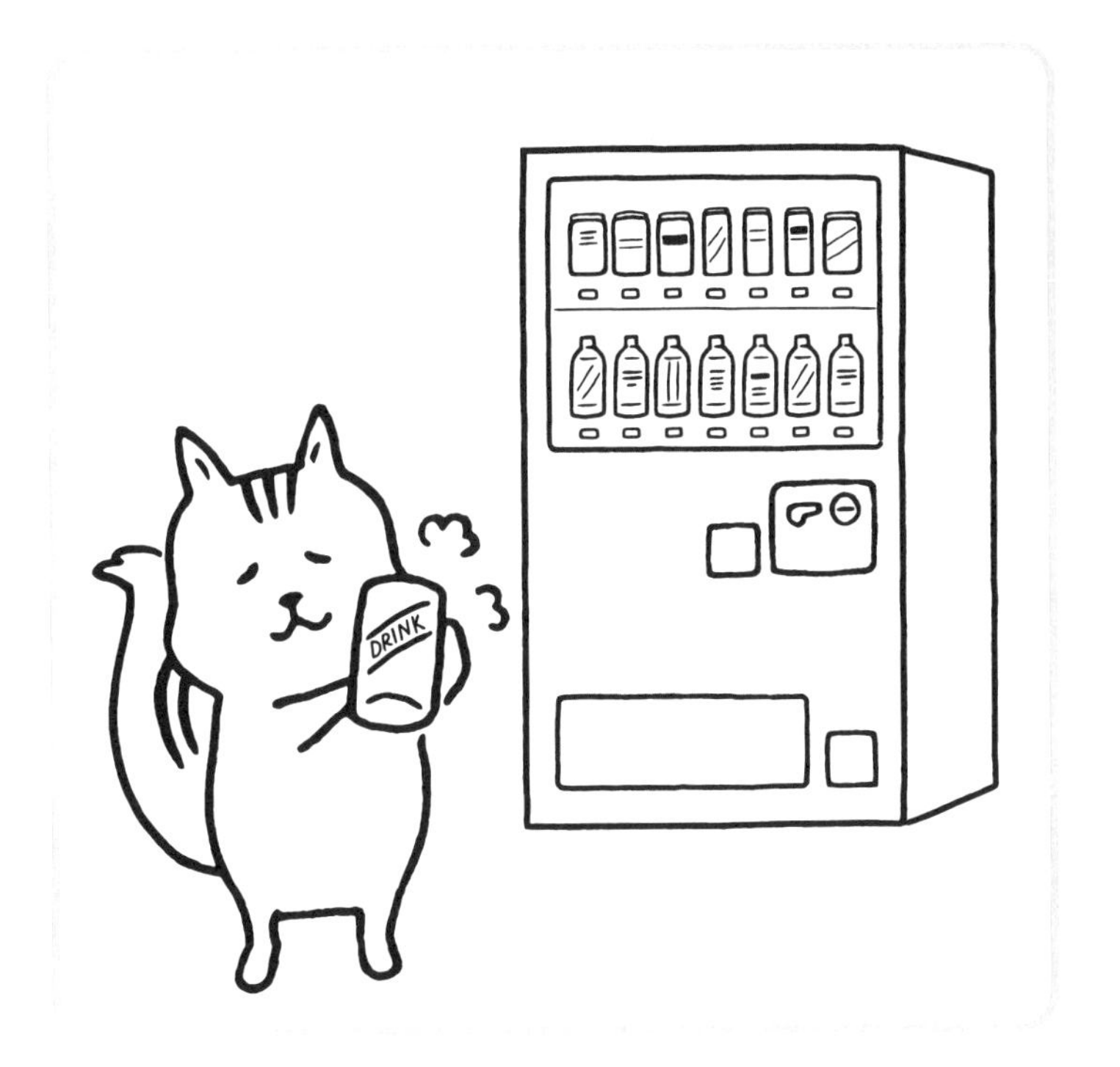

あるいは、自販機の飲み物を活用しても良いでしょう。
カランと出てきた商品を、すぐに飲んでしまわずに、しばし頬にくっつけてフロントスイッチを育てましょう。

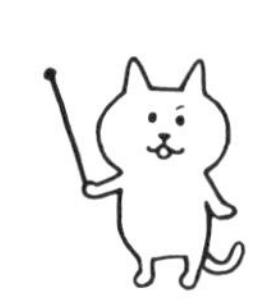

鏡の前で眉を上げたり、目を見開いたりしてみましょう。

表情筋を動かすことで顔面神経が刺激されるので、フロントスイッチも育ちます。

目の周りには「眼輪筋（がんりんきん）」という筋肉があり、これが鍛えられることによって目に豊かな表情をつくります。**穏やかな目の表情は、人に安心感を与える**ための大事な要素だとわかっています。

動物には、眼輪筋の部分だけが白いサルなど、目の周りに特徴を備えている種もおり、それは**仲間を安心させ、争いごとを避けて生き残るためのもの**だと考えられています。

人間も同様で、目に穏やかさが現れるなど表情が豊かになることで、周囲の人も安心感を覚え、むやみに相手の防衛本能をかきたてることがなくなります。

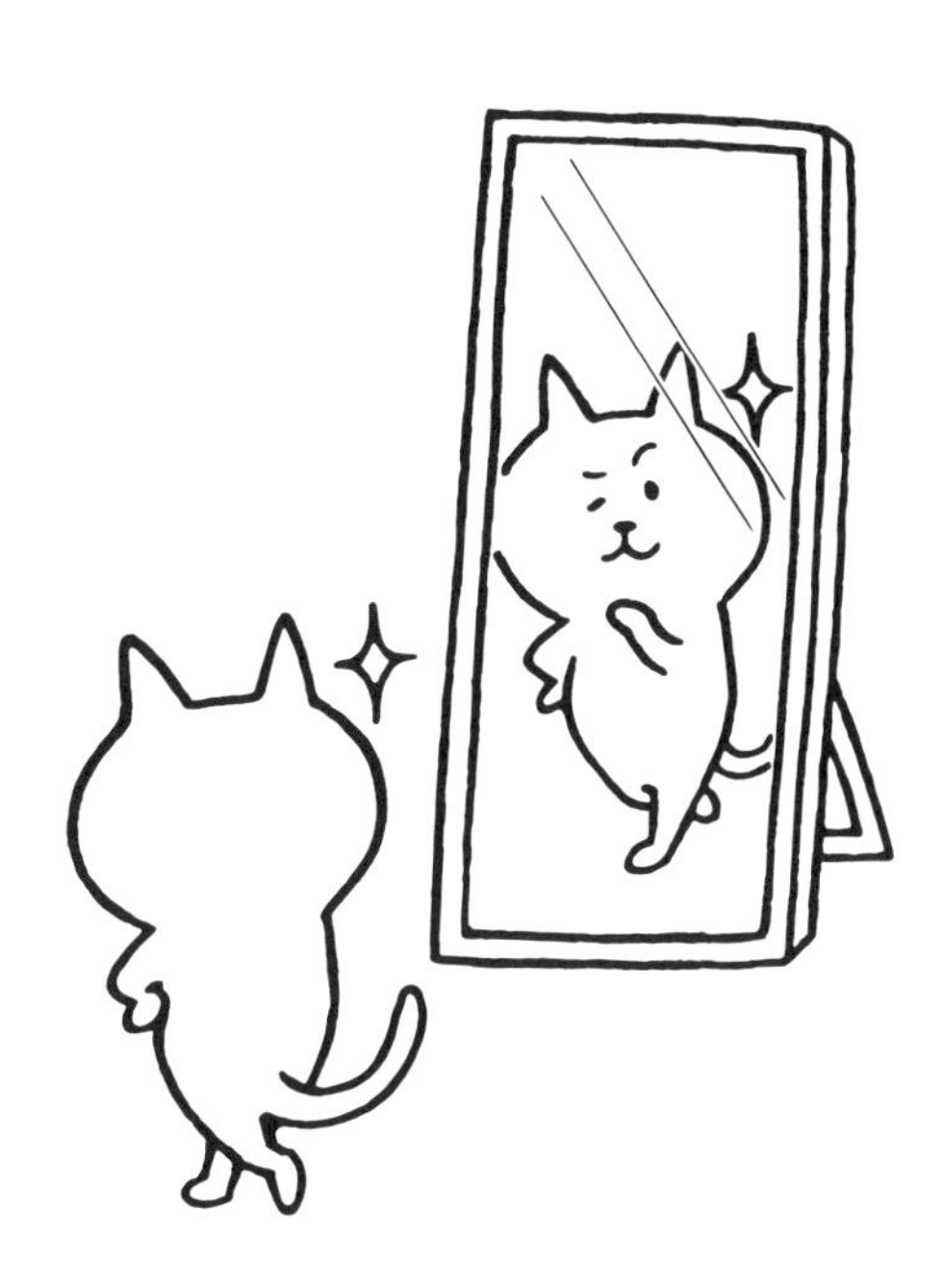

これによって、**人間関係も安定し、あなた自身の心の状態も心地良いものになる**はずです。

特にマスクが必要なときなどは、口元の笑みはアピールできませんから目が頼り。眼輪筋を意識的に動かすようにして、相手に安心の信号を送ってみましょう。

抑揚をつけて話す

人とうまくつながっていくために、心地よい話し方ができれば良いですよね。

それには**「抑揚」が大事**。

どちらかと言うと高めの声で抑揚をつけて話すことができれば、人を引きつけ飽きさせることがありません。

学生時代の講義でも、大人になってからの会議やセミナーでも、抑揚なく淡々と語られると、つまらなく感じて眠くなってきます。

だから、催眠を用いるときには、わざとそういうしゃべり方をします。

でも、「つながりモード」に入りたいなら、できるだけ抑揚をつけた話し方にしましょう。

それによって、顔の筋肉もよく使うようになるので、フロントスイッチも鍛えられ

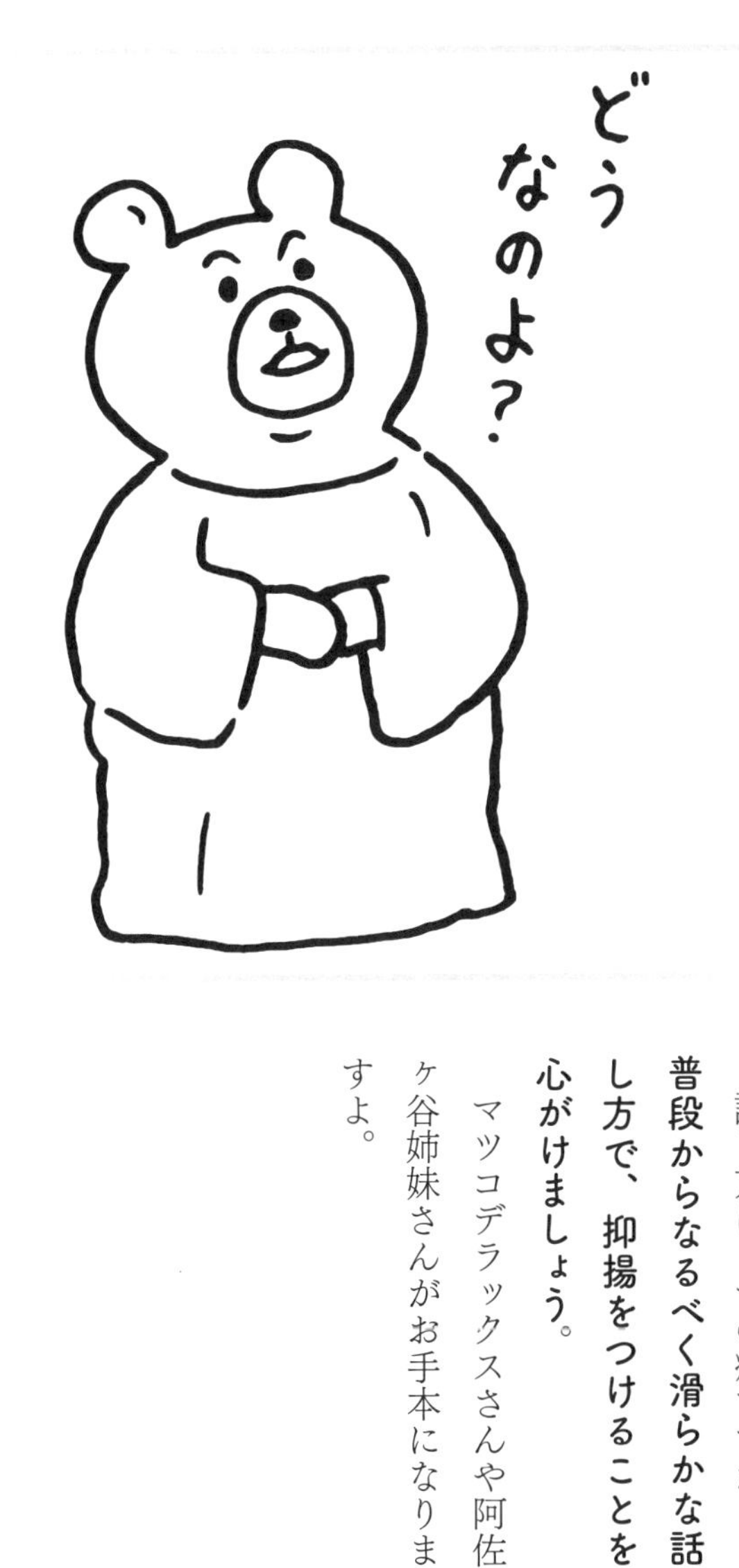

ます。

話し方は1つの癖ですから、**普段からなるべく滑らかな話し方で、抑揚をつけることを心がけましょう。**

マツコデラックスさんや阿佐ヶ谷姉妹さんがお手本になりますよ。

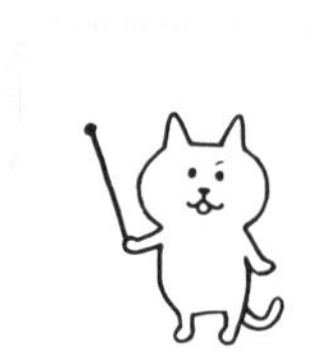

たいていの人は、朝起きたときや出勤したときに、挨拶をすると思います。

この**挨拶の仕方を変えるだけでも、フロントスイッチを育てることができます。**

挨拶のお手本は、『スッキリ』という朝の情報番組で「天の声」を演じている山里亮太さん。

「おーはよーございまーーーーす」

と、抑揚があって明るく気持ちの良い挨拶です。

山里さんは、声質が特別にきれいというわけではありませんが、気持ちが込もっていて伸びやかです。

そして、これは顔の筋肉も動かすことでもフロントスイッチを育てています。

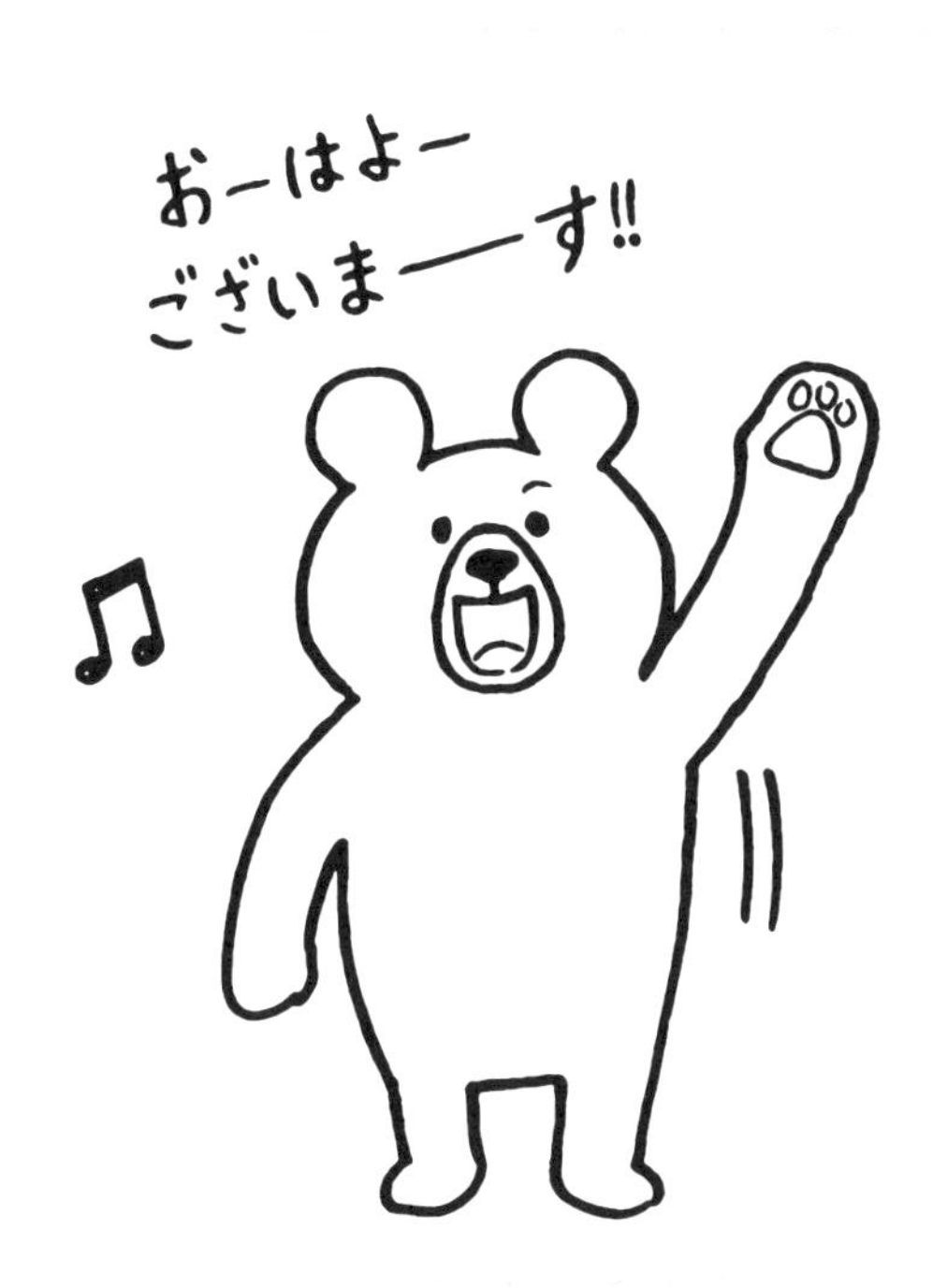

もし、1人暮らしで在宅ワークをしているという人は、目覚めたとき**自分自身に、「おはよー!!」と声をかけましょう。**毎日、気持ち良い朝をむかえられると思います。

また、朝以外にも、飲食店やコンビニ、タクシーなどで、「ごちそうさまでした!」「ありがとうございます♪」と挨拶するのもいいでしょう。

そのときにも、感情を込めて気持ちよく言いましょう。

バイオリン・弦楽器の音色を聞く

耳の奥には、フロントスイッチが通っており、ここは高くて伸びる音を、特によく拾います。そうした音を聞くことで、中耳（ちゅうじ）の筋肉が刺激されフロントスイッチを育てます。

高くて伸びる音と言うと、すぐに思いつくのがオペラ歌手の歌声でしょうか。

民謡や演歌もこぶしやビブラートが効いているので案外、悪くないかもしれません。

ただ、フロントスイッチを含む神経が脆弱だと、人の声が入っていることでかえって疲れてしまう可能性があります。

そんなときは、**弦楽器の音色がおすすめ**です。

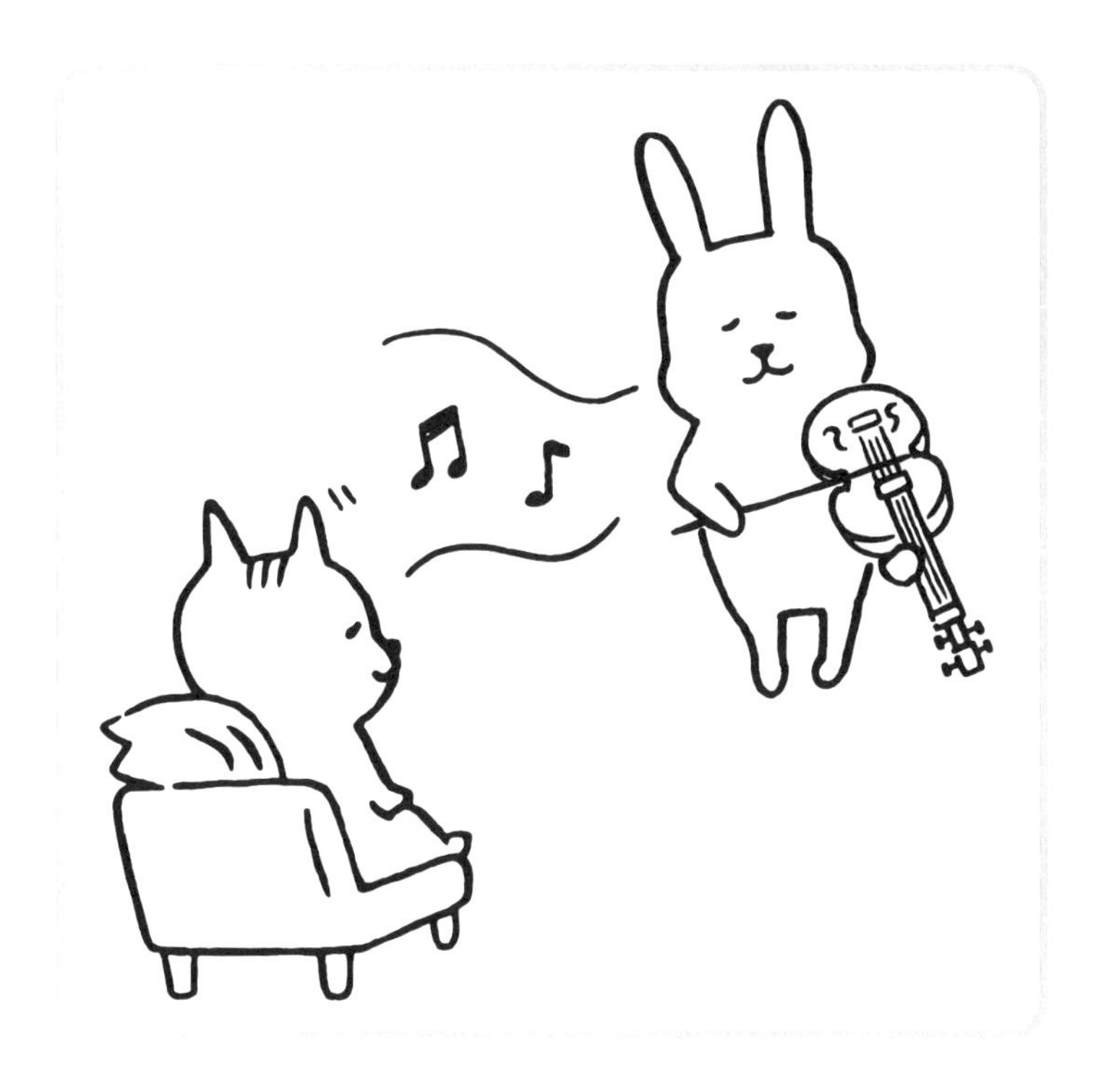

弦楽器の中では、バイオリンがより高い音を奏でますね。わざわざクラシックコンサートに出かけなくても、今はYou Tubeなどで有名バイオリニストの演奏を聴くことができます。
おすすめの曲は、「チャールダッシュ」「タイスの瞑想曲」「G線上のアリア」です。

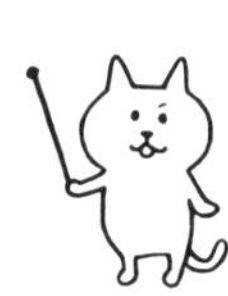

誰かと会話を交わすとき、私たちは数え切れないほどあいづちを打っています。

ただ、それはあまりにも当たり前のことなので、自分があいづちを打っているという認識はなかなか持てません。

あなたは普段から、どんなあいづちを打っているでしょうか。

あいづちの声を高温にして反応を見てみましょう。**高音のあいづちは、話している相手に対する「安心・安全のキュー」**となります。

自分と関わる人が「安心・安全」を感じていれば、あなた自身が傷つけられたり、攻撃されたりなどの危険な目に合う率も下がります。

つまり、**相手の「安心・安全」は、あなたの「安心・安全」につながる**のです。

カウンセリングの世界でも、カウンセラーはなるべく高い声であいづちを打ちます。

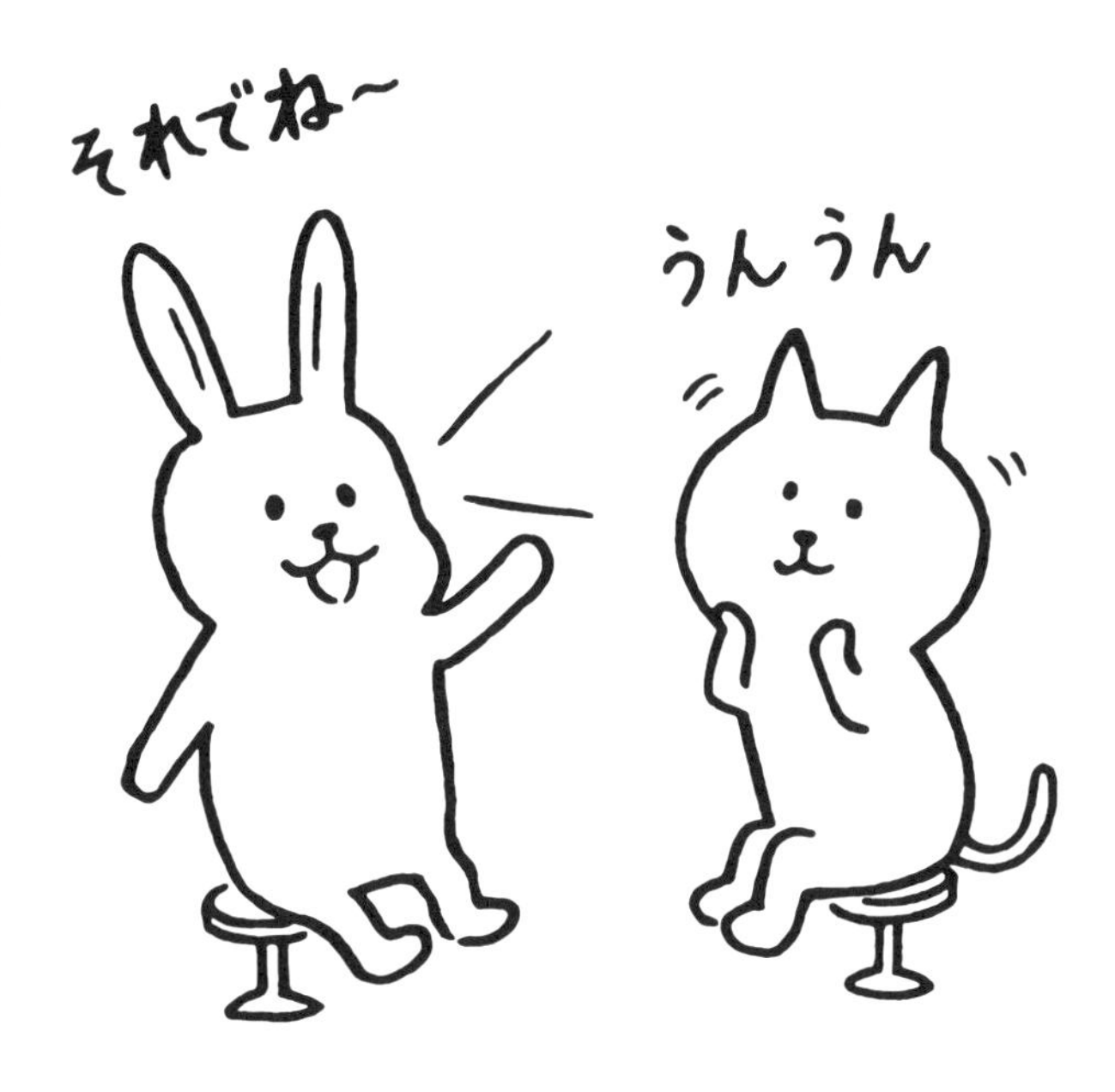

それによって相談者が安心し、話をしやすくなるからです。

一方、低音で響く声は、自然界では「捕獲者」のもの。

ですから人間も、本能的に恐怖を感じやすいのです。

同じように「うん、うん」と言うのでも、低くて響く声だと威圧感が生まれてしまうこともあります。

あなたの生まれ持った声が低くても、いつもより何音か意識的に上げてみましょう。

思いっきり口を開けて、舌を「べー」と出しましょう。

舌の裏が伸びているのを感じるまで、しっかりと出してください。ちょっとお行儀が悪い気がするかもしれませんが、開放感もあるワークです。

舌咽神経（ぜついんしんけい）と顔面神経を刺激するこのワークで、喉周りの筋肉が鍛えられるのと同時に、フロントスイッチを育てることができます。

自律神経に負荷がかかっていると、「咽喉頭異常感症（いんこうとういじょうかんしょう）」という、喉がつかえるような症状が出る場合があります。

食事のときよりも、ストレスがかかったときなどに感じるのが特徴です。

これは、**「凍りつきモード」に入りがちであるというサイン。**

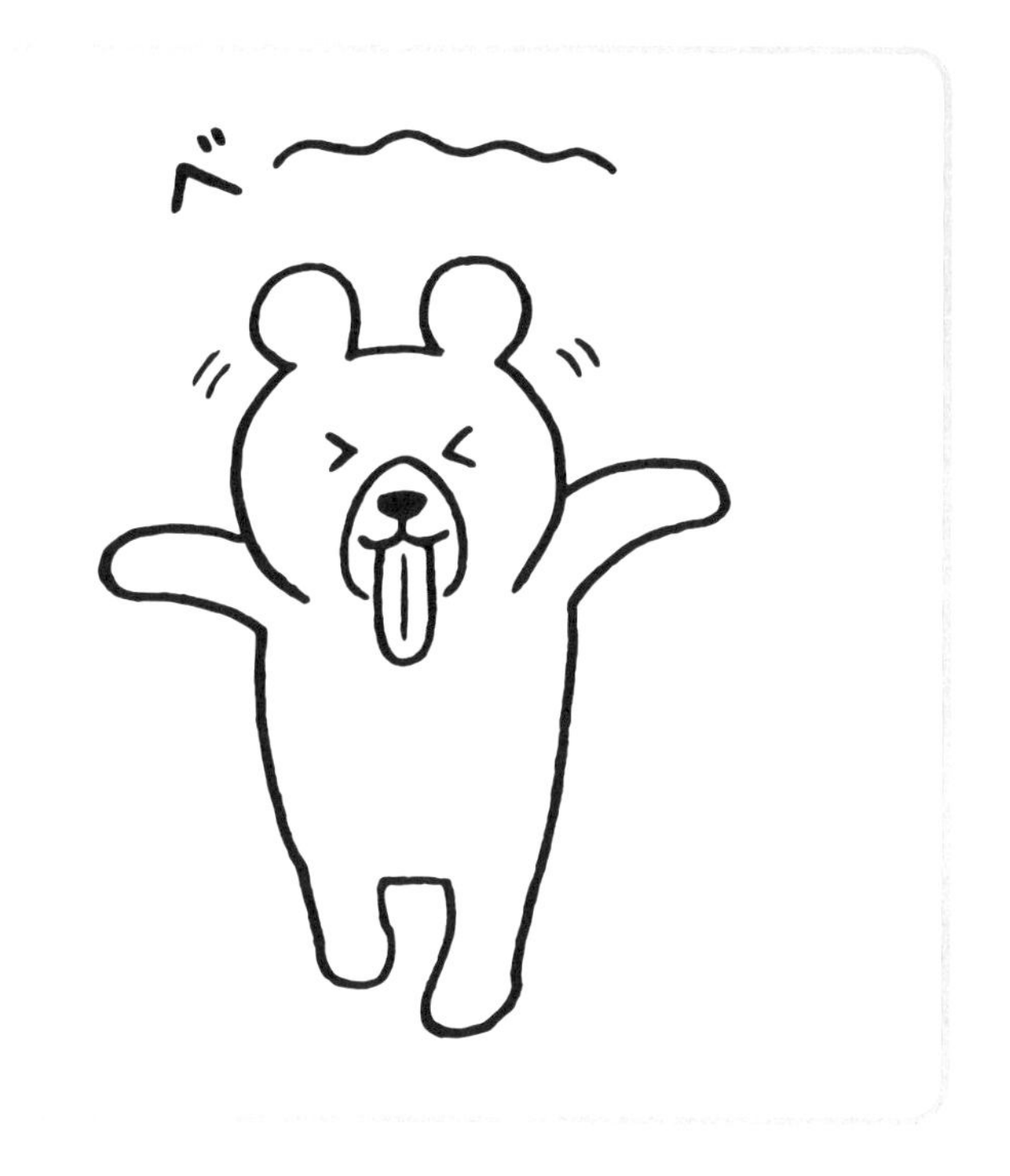

「凍りつきモード」に入ってしまうと、極度のストレス状態から身体を守ろうと、すべての身体の機能を低下させシャットダウン状態に入ります。
それにより気管も閉じてしまって、こうした症状が起きてしまうのです。

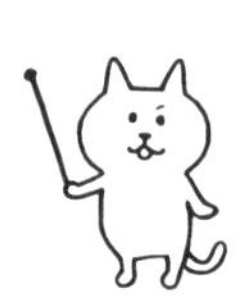

風邪の予防などに行う「うがい」ですが、喉に付着したウイルスや細菌を落とすだけでなく、フロントスイッチを含む神経を強化するのにも大いに役立ちます。
というのも、うがいをするときに刺激される咽頭や喉頭には、フロントスイッチが通っているからです。

うがいをする習慣が身についている人は多いと思いますが、このワークの場合、**一緒に「あー」「おー」「うー」など、いろいろな声を出しながら行ってください。**
その音によって口の形も変わるので、刺激される部位が広がります。

また、歯磨きの後のように、**ぶくぶくと口をすすぐのもおすすめ**です。
水をこぼさずすすぐためには、しっかり唇を閉じ、口や顎、頬の筋肉を動かすこと

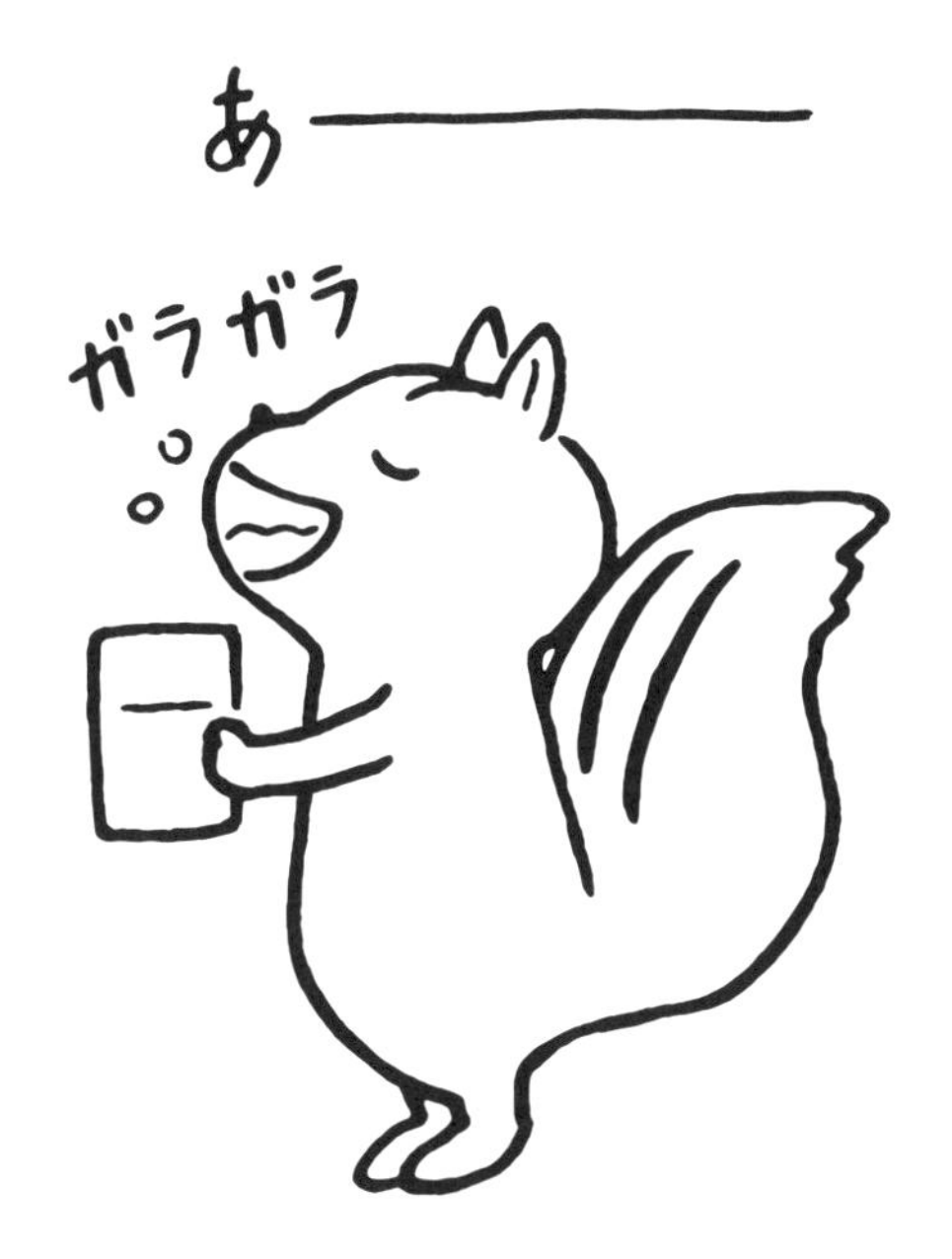

になるので、より効果を発揮します。

あなたは、目の周りがピクピクと痙攣（けいれん）するのを感じたことはありませんか？

ストレスが溜まると、**交感神経が活性化し過ぎて顔面神経が勝手にピクピクと動いてしまう**ことがあります。

まぶたがピクピク、目の下がピクピク、頬がピクピク……。

特に、人と会う場面などでひどくなり、それを気にしてさらにストレスが溜まるという悪循環に陥ってしまうことがあります。

身体にこうした合図が現れていなくとも、現在、多くの人がストレス過多なのは明らかです。今から、適切なワークを行って予防しましょう。

そこで、顔のアンチエイジングにもぴったりなのが、「変顔ヨガ」です。

たとえば、「あっぷっぷー」と頬を膨らませたり、大きく口を開けたり、寄り目に

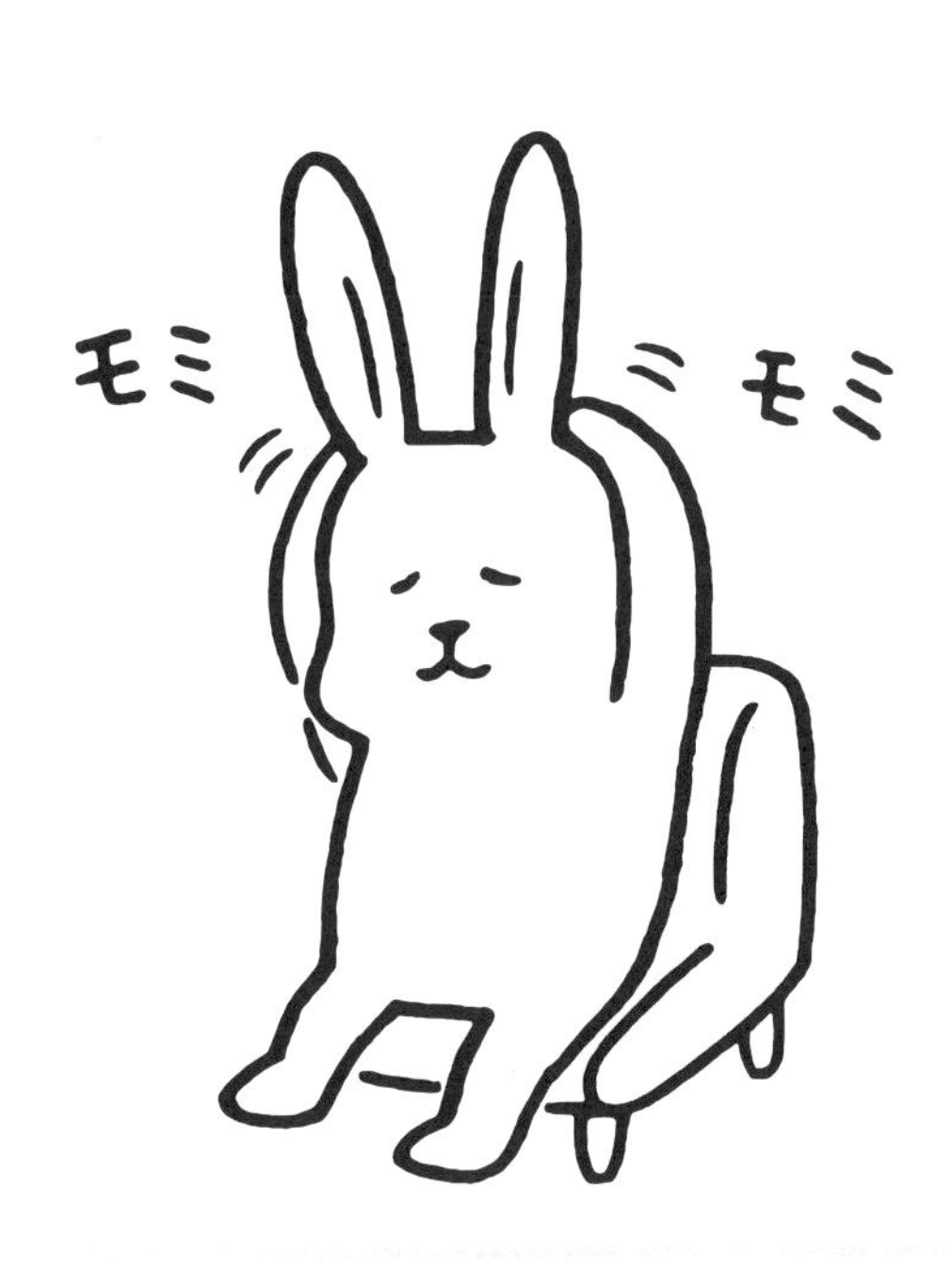

したり……。要するに、**普段はありえない「変な顔」をして、日頃使わない顔の筋肉を動かす**のです。

また、顔のマッサージもおすすめです。特に、**耳たぶを持ったままゆっくり回したり、おでこを指でプッシュ**したりしてあげましょう。

肌の若返り効果が期待できると同時に、フロントスイッチが育ちます。

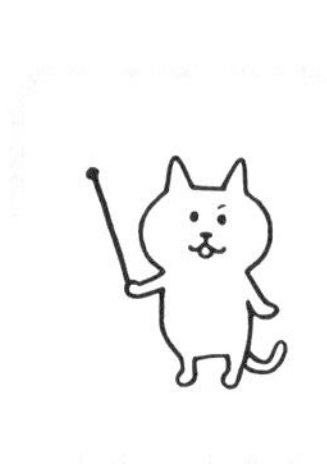

口笛を吹く

口笛を吹くことで、人と関わるときに使う神経が通っている口周りの筋肉から、横隔膜までを働かせます。

しかも、**呼気を吐くことで気持ちが落ち着きますから、口笛は「つながりモード」の構築にぴったりのワーク**と言えます。

あなたは口笛を吹けるでしょうか。メロディを奏でることはもちろん、音さえ出せないという人もいるかもしれません。

口笛が吹けないというのは、フロントスイッチがあまり働いていない証拠なので、あまり喜ばしいことではありません。

でも、何度もチャレンジしているうちに吹けるようになります。

一人のとき、たとえばお風呂の中で、ちょっと口笛を練習してみても良いかもしれ

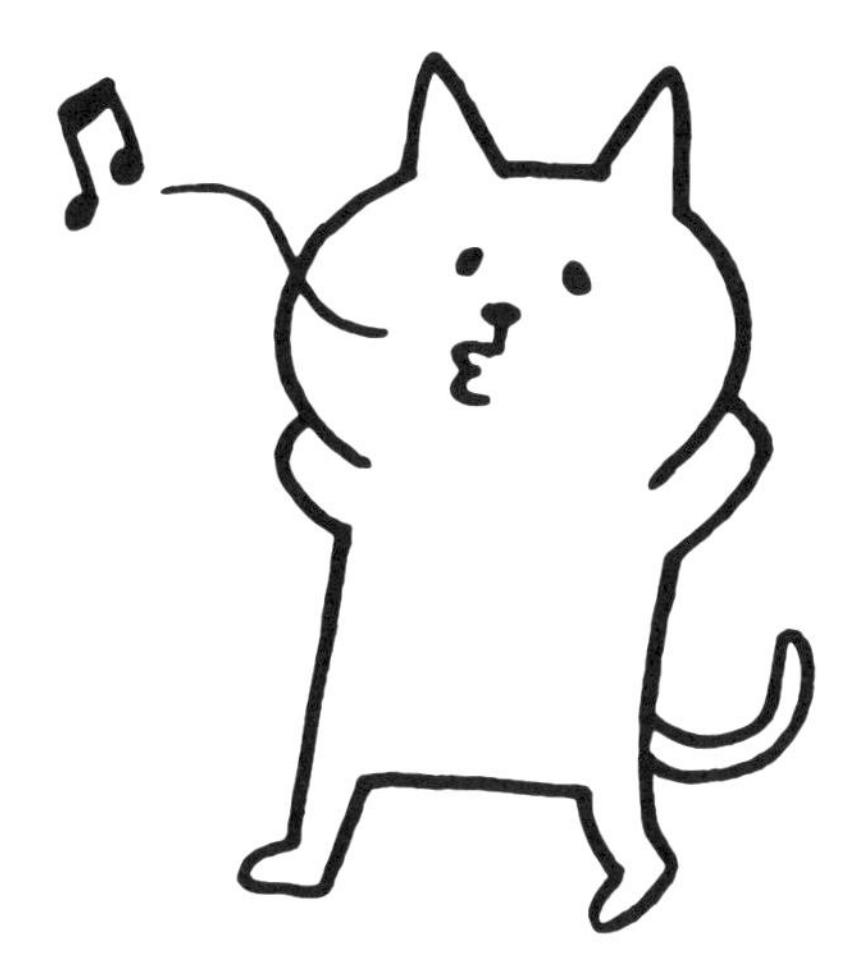

ません。
慣れてきたら、何か曲を奏でてみましょう。
126ページでも述べたように、フロントスイッチの強化には、高くて伸びのある音が効果的です。

鏡の中の自分に笑いかける

人と接する時間が少ないと、どうしてもフロントスイッチを含む神経は鈍くなっていきます。

「人といること自体は苦手ではないけれど、一人でいることが増えた」という人も、「人といると疲れてしまうので、つい一人を選んでしまう」という人も、ぜひ日課にして欲しいワークがあります。

それは、**鏡の中の自分に向かって笑いかける**というもの。

このとき、できるだけ「いい顔」をつくってみてください。

すると、口角がキリッと上がり、目もぱっちりと開きます。

それによって顔面のいろんな筋肉が動き、フロントスイッチが育ちます。

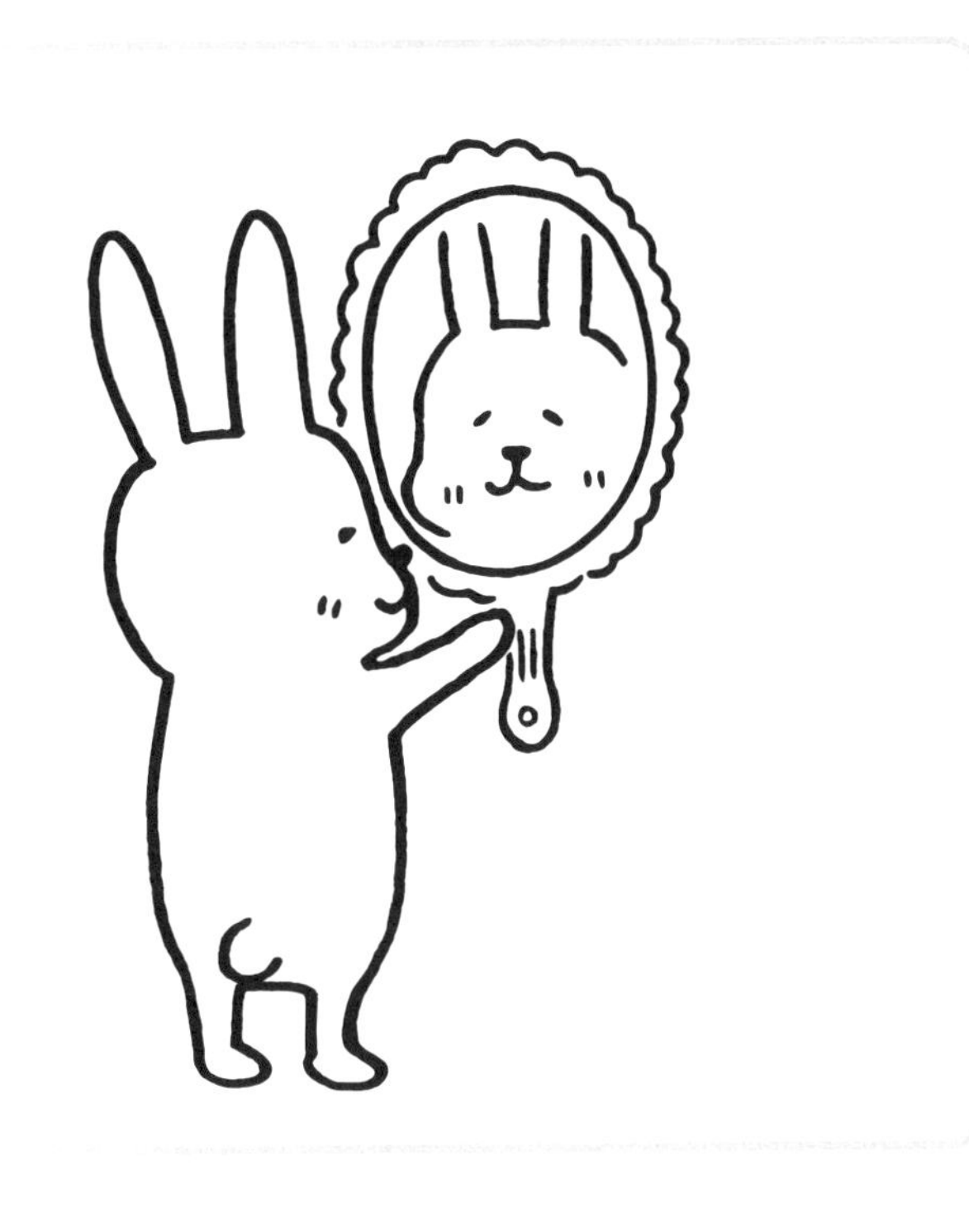

また、「いい顔をしよう」と思うこと自体、誰かに見せるという前提を意識するので、人とつながるモードをオンにできます。

そういう意味では、**自撮りもおすすめ**です。

一人で自撮りをするときには、「自分のいい表情を誰かに見せたい」という思いがあります。

良い顔をつくったり、良い写真を撮ろうとする行為は、それ自体が立派なフロントスイッチを鍛えることでもあるのです。

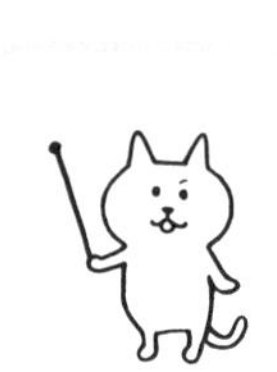

馬は「ヒヒーン」といななくイメージがありますが、実は、呼吸するときは「ブルブル」という音を立てます。正確には、息を吐くときに口の周りをブルブル震わせるのです。この呼吸は、フロントスイッチを育てるのにぴったり。私たちも挑戦してみましょう。

口からでも鼻からでもいいので、**大きく息を吸います。**そして、**唇を自然に閉じたまま、その息を思い切り口から吐き出します。**

すると、口の内側から吐く息に押され、唇がブルブルブルと震えますね。このとき、口輪筋（こうりんきん）という口周りの筋肉がよく動き、顔面神経が大いに刺激され、フロントスイッチが育ちます。

ところが、この馬の呼吸、できない人も多いのです。

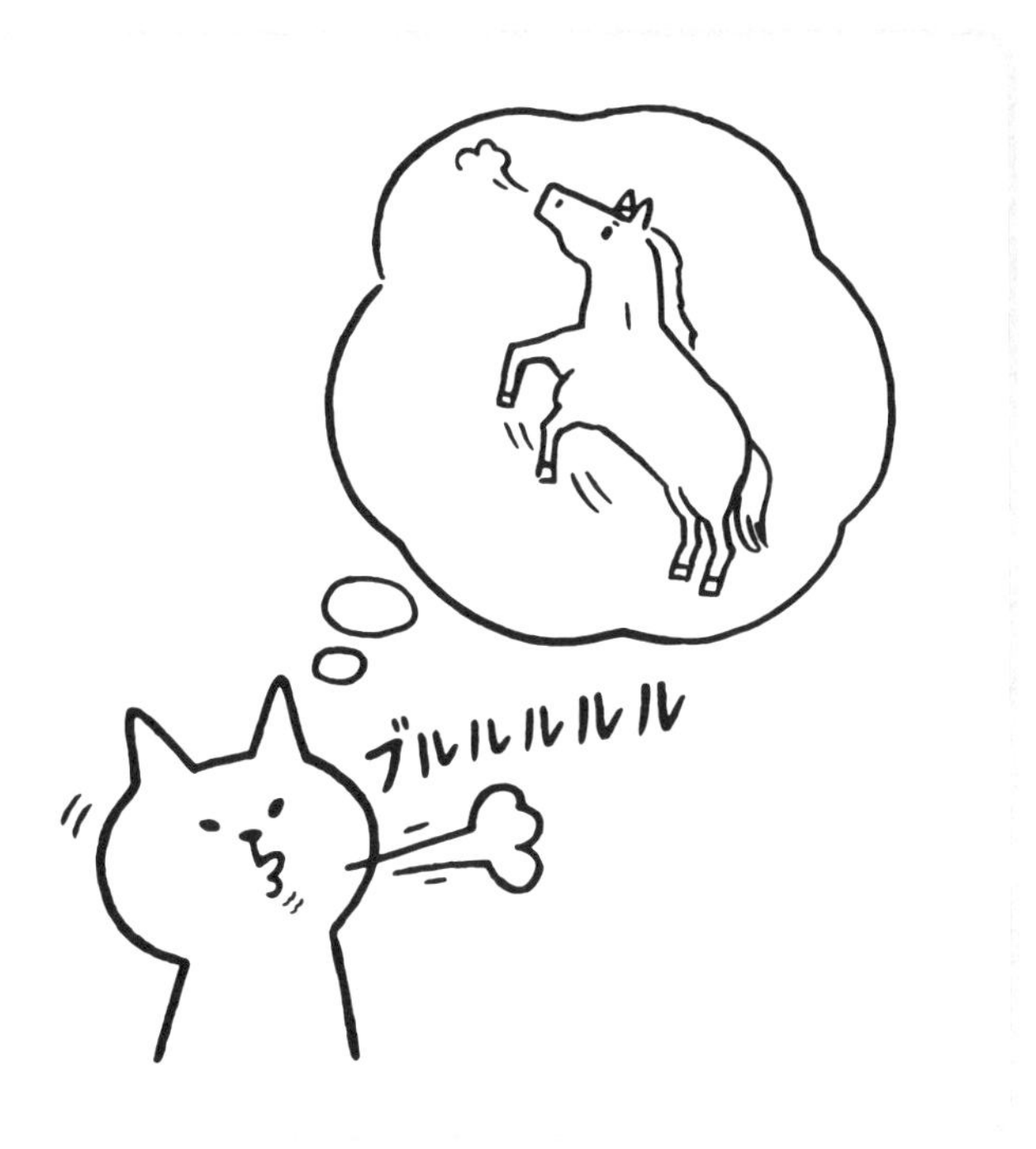

ブルブルブルと唇が震えず、「うー」と声が出るだけで終わってしまう人は、フロントスイッチを含む神経が引き出されていないサインです。

でも、繰り返し挑戦しているうちに口輪筋が鍛えられ、できるようになります。

口輪筋が鍛えられればフロントスイッチが強くなるだけでなく、顔のたるみも抑えられます。諦めずにチャレンジしましょう。

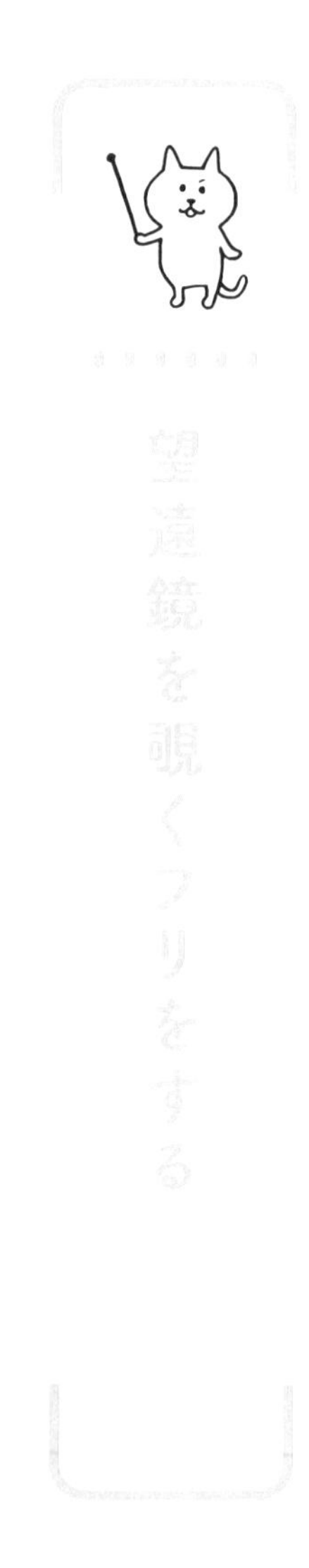

望遠鏡を覗くフリをする

両手を丸めて筒状に重ね、望遠鏡のつもりで目に当ててみてください。

そして、**遠くのものを見ていると想像してみてください。**それだけで、何だかいつもと目の反応が違うと感じませんか？

実際に、その手の筒を通してどこかを見た場合、普段とは見え方が違っています。

それは、**通常の目の筋肉の使い方とは異なる**からです。

私たちが自分の眼球を左右上下と自由に動かすことができるのは、眼球を取り囲んでいるいろいろな筋肉の働きのお陰です。

それら目の筋肉は、視力維持のためにも、フロントスイッチを育てる上でも、まんべんなく使ったほうがいいのですが、社会生活を営んでいると非常に偏ります。

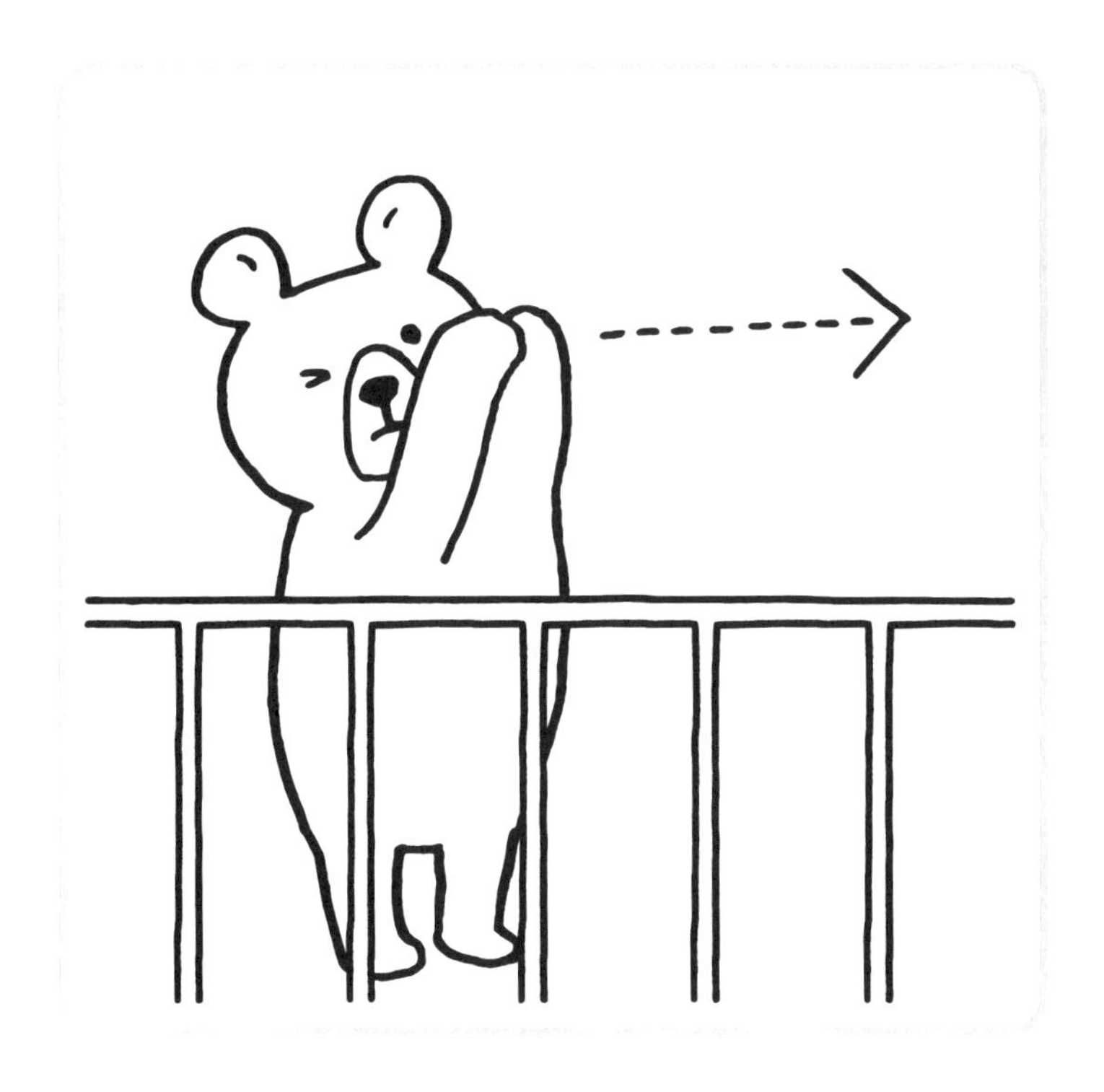

パソコンやスマホなど、至近距離のものを見ている時間が長く、窓を開ければビルが目の前に建っているという具合に、遠くのものを見る機会がありません。

そこで、手の望遠鏡を使って想像を働かせ、遠くを見るための筋肉を刺激してあげましょう。

加えて、旅行などで自然豊かな土地を訪ねたら、遠くの景色を眺める時間をたくさん取ってください。

会社ではパソコン、家に帰ってもスマホやテレビと、多くの人が1日中ブルーライトを見ている生活を送っています。

至近距離でブルーライトを見つめていれば、目の筋肉は凝り固まり、動きが悪くなります。これは、フロントスイッチに良い影響を与えません。

また、筋肉が硬直すれば血流も悪くなりますから、目に酸素が行き渡らなくなり、疲れはますます蓄積していきます。

こうした悪循環を解決するために、意識的に目を休めましょう。

たとえば、**1時間仕事を続けたら3分間目を閉じる**といった具合に休息スケジュールを立てましょう。仕事に没頭しているとつい忘れてしまいますから、タイマーを

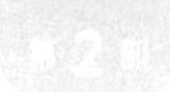

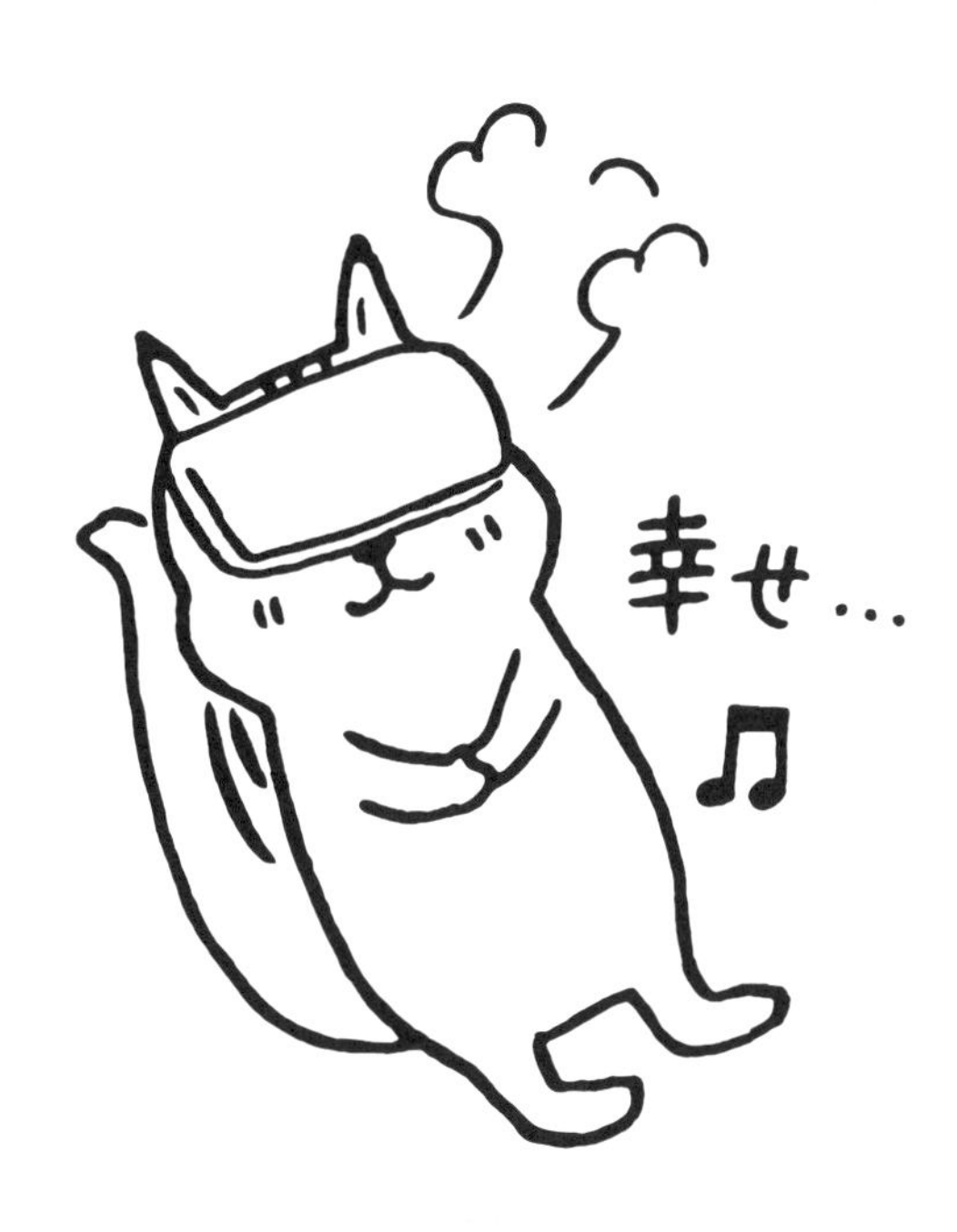

利用するのもおすすめです。

家に帰ったら、**蒸しタオルを当てて目を温めましょう。**もちろん、市販のグッズを使ってもOKです。

温めれば、血流が良くなると同時に、顔面神経に温度刺激が加わりフロントスイッチも鍛えられます。

目はフロントスイッチを含む神経の要ですから、**人の目を見ることは「つながりモード」に入るために必須の要素**です。

もちろん、睨みつけるのではなく、**穏やかで信頼感溢れる視線を送る**ことが望まれます。

でも、それは簡単なことではありませんね。そもそも人づきあいに悩んでいる人は、相手の目を見るのが苦手なことも多いからです。

実際に、顔は相手に向けているのだけれど、微妙に視線を外している人が見受けられます。おそらく視線の刺激から自分を守っているのでしょう。

相手の目を見る練習は、いきなり人間相手にやるとストレスになるので避け、**ぬいぐるみで練習する**と良いでしょう。

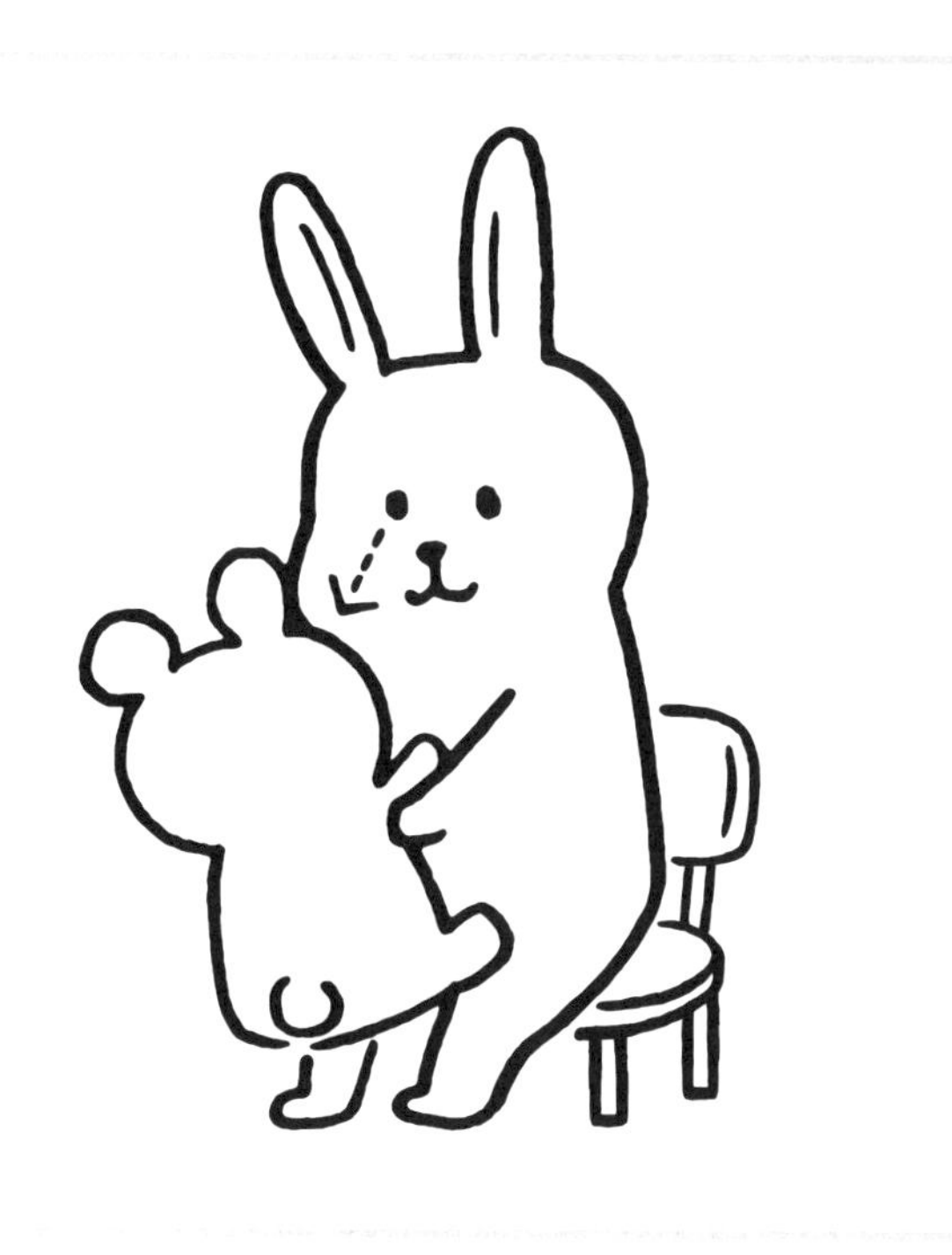

大きいぬいぐるみでも、小さなぬいぐるみでもOKです。

イヌでもクマでもミッキーマウスでも、なんでもかまいません。ぬいぐるみの顔を自分のほうに向けて、その目を少し見つめましょう。

飼っているペットも良いですね。

愛しい気持ちでペットの目を見つめてください。

そうしたことに慣れてくると、だんだん人間の目を見ることも怖くなくなります。

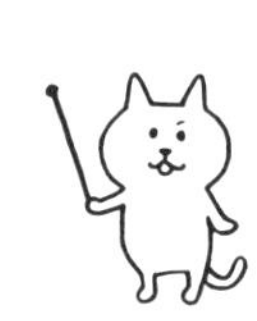

あなたはペットを飼っているでしょうか？

飼ったことがある人は、**ペットと触れ合ったときに感じる、愛おしく温かい気持ち**を、体感したことがあるはずです。

これは、オキシトシンという愛情ホルモンが分泌されている証拠です。

この感覚を味わうことでも、フロントスイッチを育てることができます。

ペットとの触れ合いを重ねることで、人とのつながりを心地良く感じられるようになるのです。

触れるのは、もちろんあなたが飼っているペットでなくてもかまいません。

今は、猫カフェ、ウサギカフェ、ハリネズミカフェ、フクロウカフェ、犬のお散歩

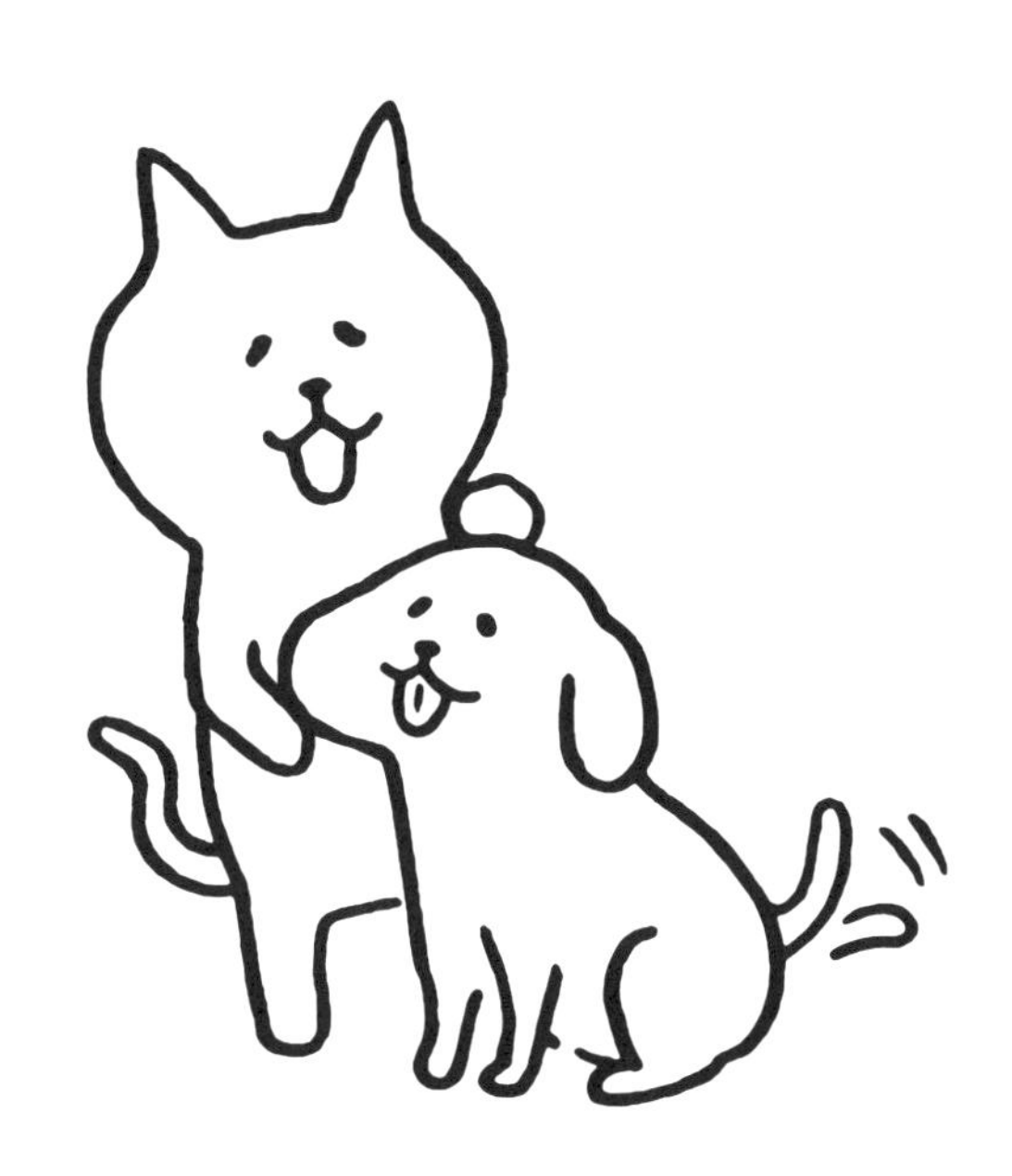

レンタルなど、さまざまな動物と触れ合えるお店やサービスが存在します。
動物が好きな人は、ぜひ積極的に動物たちとの触れ合いや、接点を持つようにしましょう。
大事なのは、**「触れるのは気持ちがいいことだ」と、皮膚感覚で理解すること**です。

私たちの耳には、日々いろいろな音が入ってきていますが、実際に聞き取っているのはごく一部です。特に、遠くのほうで発生している小さな音については、「今の私には関係ないもの」として気にもかけません。

でも、それら**普段スルーしている音に耳を澄ます**ことで、フロントスイッチを含む神経を刺激できます。**「何かを聞こう」という姿勢は、環境とつながる行為そのもの**だからです。

ときには、遠くの音を聞くワークをしましょう。

雨音もしないような小雨の日でも、濡れている路面を走る自動車の音は晴天の日と違いますね。

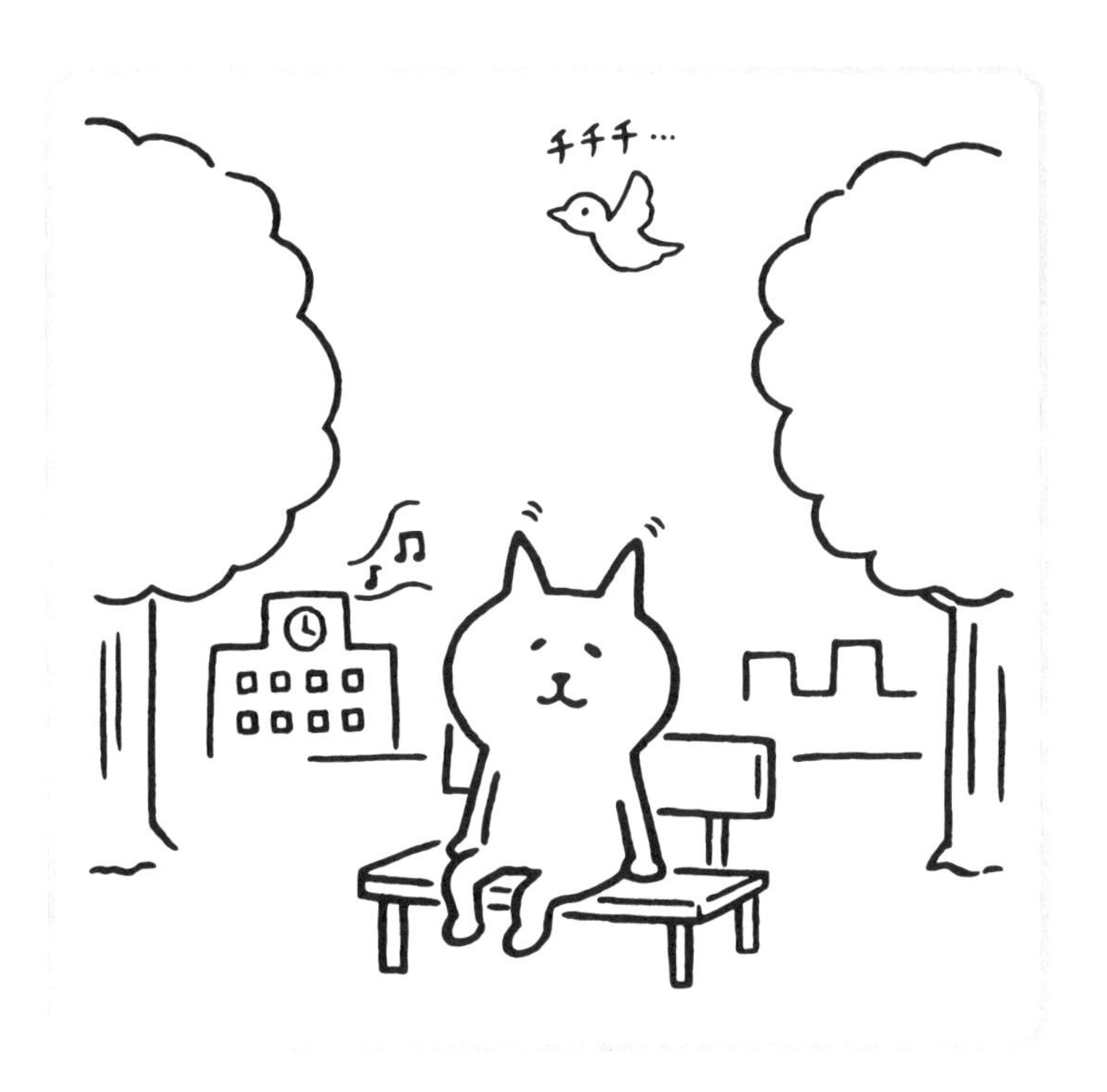

カラスやハトばかり目立つ都会にも、案外、多くの野鳥が生息していて、さえずりでその存在を知らせてくれます。

離れた場所に建つ小学校のチャイムが、風に乗って流れてくることもあるでしょう。

そうした微妙な音を、聞き取ってみてください。

こうして外受容感覚に意識を向けると、フロントスイッチがどんどん育っていきます。

安堵のため息をつく

1日の仕事を終えて自宅に戻り、「はあ～、疲れた～」と、ベッドに身体を投げ出したことはありませんか？

あのときに出ている「はあ～」が、心地よい疲れと充実感とともに訪れる**「安堵のため息」**なのか、心身ともに疲弊した**「不安や怒りのため息」**なのかで、神経への影響が変わってきます。

1日を振り返り、その日にあった楽しかったことやほっとしたこと、うまくいったこと、人から親切にしてもらったことなど、あなたにとって良かった出来事を思い出してください。

そして、**「はあ～～～～～（良かった♪）」と、声を発しながら深く息を吐く**のです。

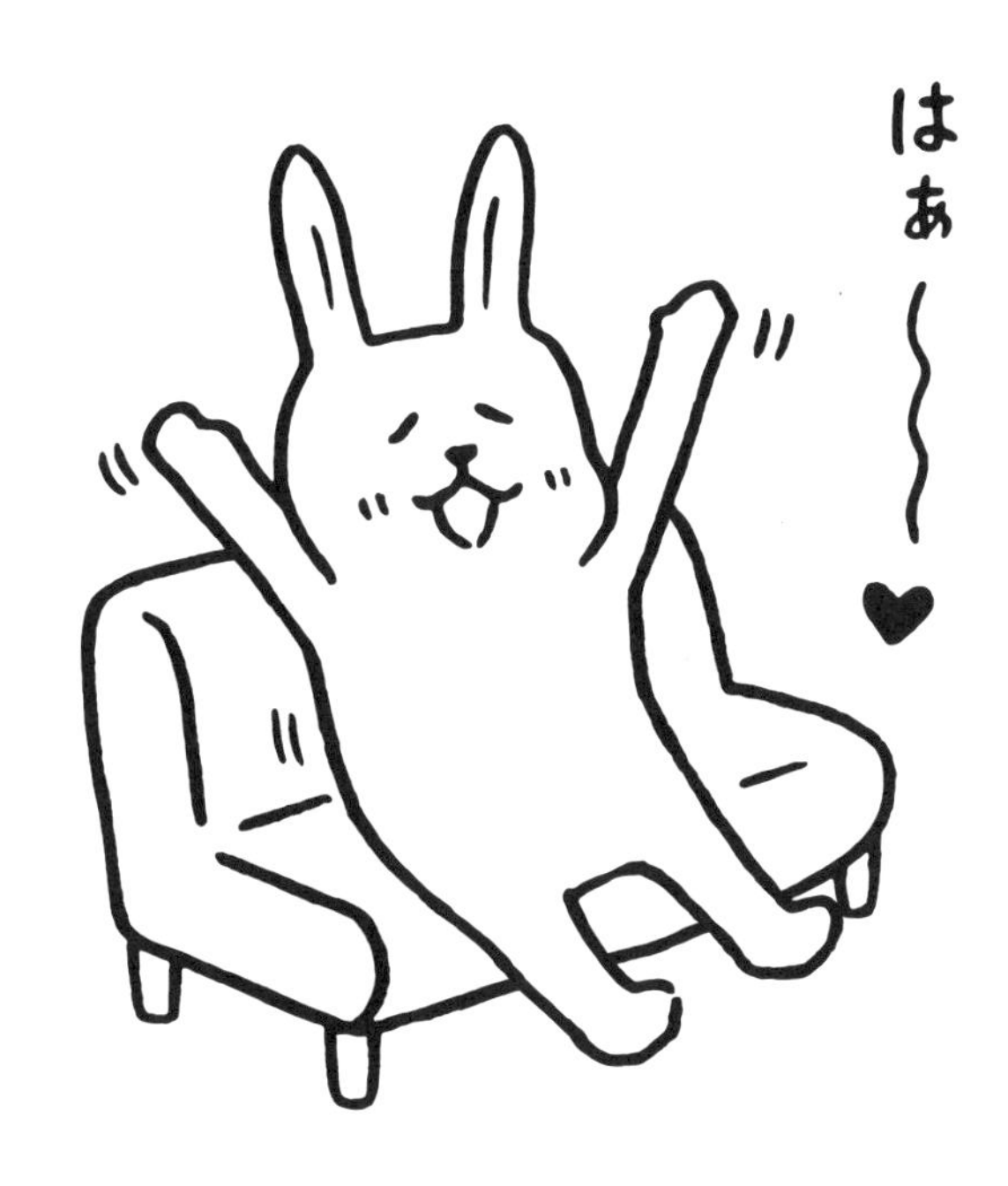

このワークは、呼気を長く吐くことと、「はあ〜」と声に出すことで、咽頭や喉頭、肺、心臓を刺激します。

これによって、フロントスイッチを使い、育てることができます。

外でがんばったら自宅に戻って、気持ちのリセットにもなる安堵のため息をつきましょう。

子犬が首をかしげてこちらを見上げている姿は、なんとも愛らしいですね。そんな子犬に対して警戒心は生まれません。

一方で、道端でリードの外れた犬と遭遇したとき、その犬がまっすぐこちらを見ていたらどうでしょう。「噛みついてくるかも」という恐怖心を抱くかもしれません。

このように、犬に限らず**動物は、自分を守るために、目の前の相手との諍(いさか)いを避ける工夫をいろいろしています。**

人も同じです。相手に安心・安全のサインを伝えたいときには、少し首を傾けて話すくらいで良いのです。

それによって、**相手の警戒心が解けるだけでなく、あなた自身もリラックスすることができます。**

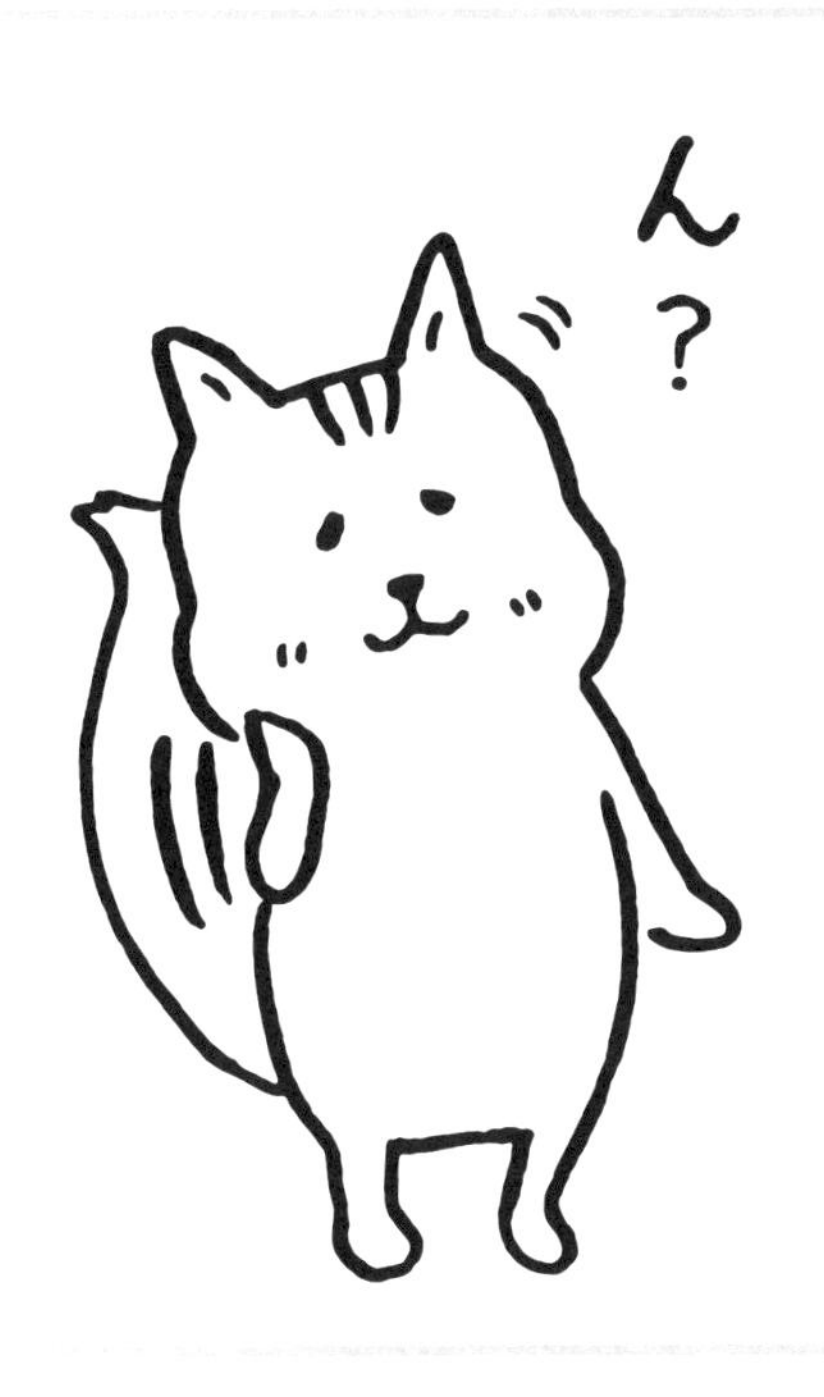

というのも、頭を動かすことで、フロントスイッチが通っている**「副神経」を刺激**するからです。

副神経が刺激されれば、フロントスイッチがカチッと入り、その瞬間に「つながりモード」に入ります。

そういう受け入れ体勢ができたあなたに対し、相手も心を開いて接してくるはずです。

お笑い番組などを見て大笑いすれば、直接的な気分転換になることは言うまでもありません。

さらに、声を出すことによって咽頭・喉頭の神経が、笑って口角が上がることによって顔面神経が、それぞれ刺激され、フロントスイッチにも良い影響があります。

もう1つ大事なことは、**「興奮」と「恐怖」を正しく分ける能力が磨かれる**ということです。

私たちが、仕事など社会活動を行っていくためには、交感神経が活性化した興奮状態も必須です。

ただ、その**興奮を恐怖と混同してしまうとくたくたになってしまいます。**このワークには、そういう状態を正していく効果があるのです。

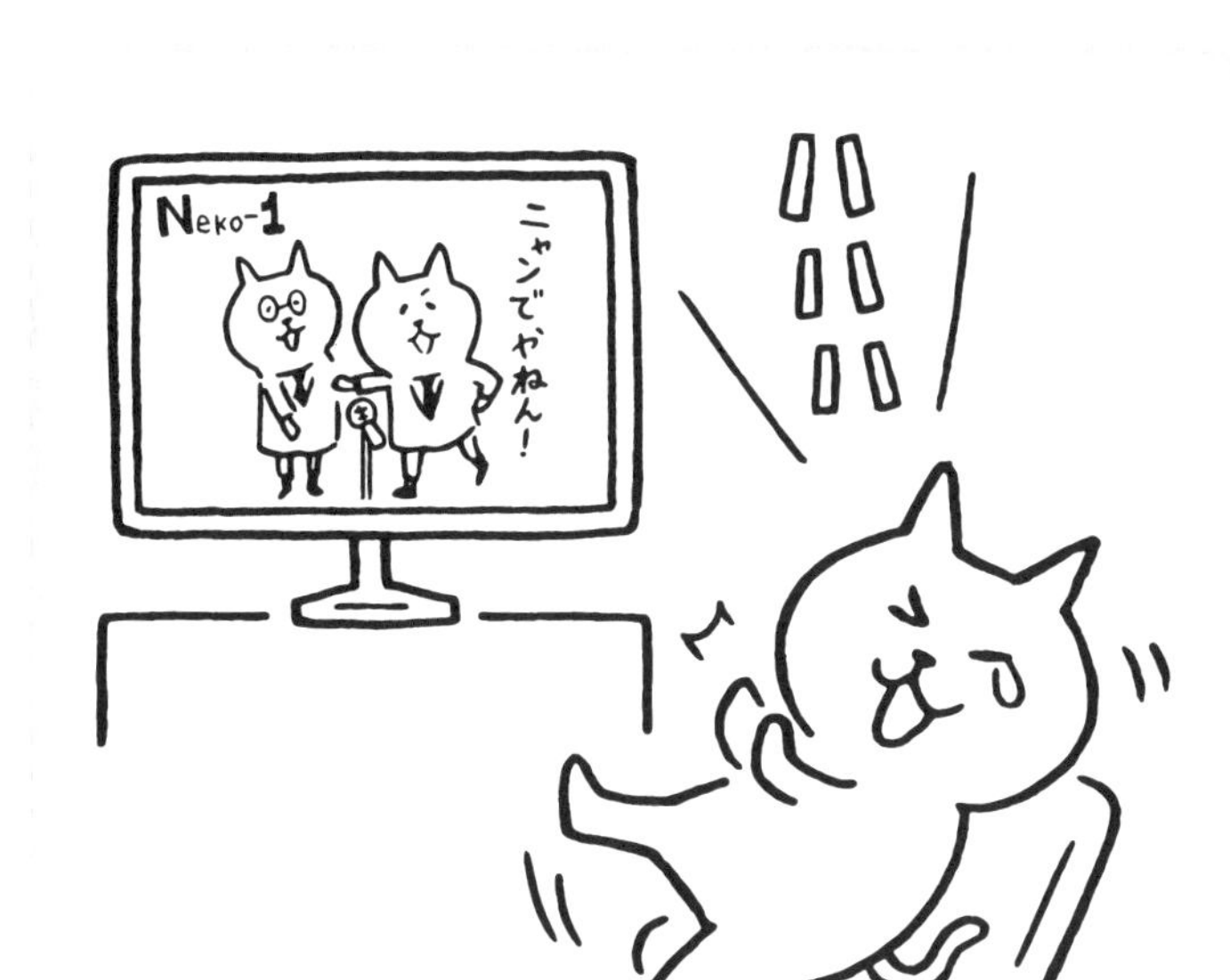

お笑い番組を見て「面白い」と感じているとき、交感神経がかなり刺激され興奮しています。

でも、その興奮は楽しいものであって、恐怖ではありませんね。

こうして、普段から「興奮は恐怖ではない」ということを体感しておけば、どこに出ても落ち着いて過ごせます。

お笑い番組を見ながら大笑いし、フロントスイッチを育てると同時に、恐怖ではない興奮を味わいましょう。

ガムをよく噛む・噛むフリをする

子どもの頃に、「ちゃんと噛んで食べなさい」と親から注意された記憶がある人は多いでしょう。

食事をよく噛むことは、消化のためだけでなく、フロントスイッチを育てるためにも重要です。**噛むことで顔面神経が刺激される**からです。

「とろけそう」がグルメレポーターの決まり文句になるほど、今は柔らかい食べ物が好まれる傾向にありますが、本当はもっと硬いものをしっかり噛んで食べたほうが良いのです。

また、**ガムを噛むのもおすすめ**です。実際に何かを食べていなくても、噛む動きをするだけで効果があります。

さらに、このワークは**心を落ち着けるための対処療法**としても使えます。

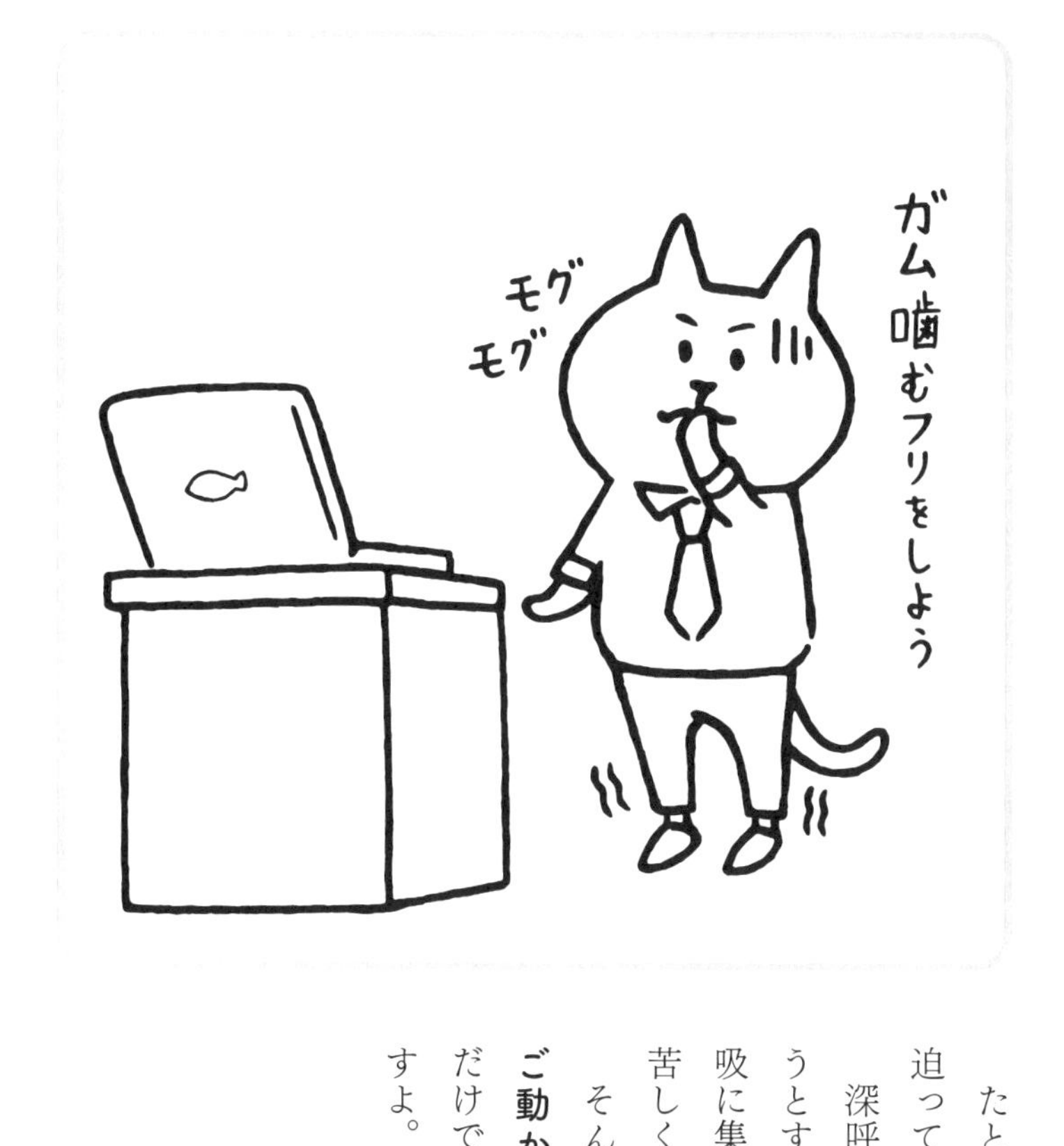

たとえば、重要なプレゼンが迫ってドキドキしているとき。深呼吸をして心拍数を整えようとすると、かえって意識が呼吸に集中してしまい、余計に息苦しくなったりします。

そんなときは、**口をもごもご動かしてみましょう。**それだけで、緊張が和らいでいきますよ。

歌をうたうことは、呼吸、リズム、韻律のコントロールが必要とされます。

それと同時に、喉から横隔膜までをくまなく刺激するので、フロントスイッチにとても良い影響を与えます。

できれば、合唱したり、輪唱したりと、誰かと一緒にうたうのがベスト。

人の声を聴き、それに合わせて自分の声を出すという行為によって、フロントスイッチを含む神経が刺激されます。

カラオケは、もはや当たり前の文化になりましたが、人前でうたうことに苦手意識がある人も多いですよね。

ですから、ワークとしての歌は一人で気楽に歌いましょう。

おすすめなのが、**You Tubeに合わせてうたうこと。**

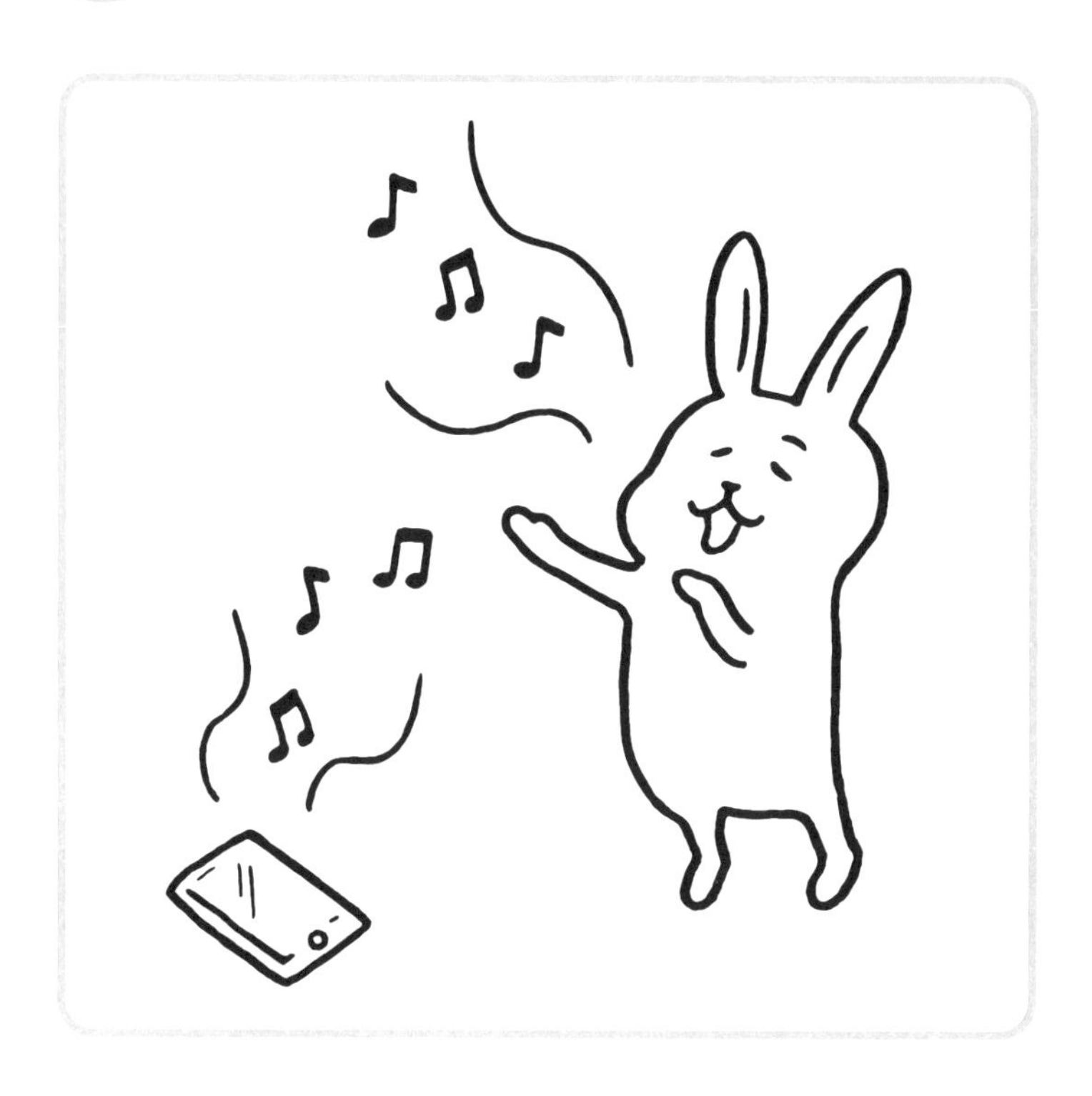

お気に入りの歌手のプロモーションビデオを流しながら、あなたも一緒に歌を重ねていきましょう。

誰も見ていないのですから、どれほど音をはずしても大丈夫。ストレス解消も兼ねて、私もよくうたっています。

バランスボールに乗る

バランスボールに座って姿勢を保とうとすると、上半身を中心に微細な動きが生まれますよね。

この動きは、**血圧を調整する圧受容器（頸動脈が通っているあたり）を刺激し、ドキドキと高まった心拍数を穏やかにコントロールしてくれます。**

スマホをいじっているとき、帰宅後のテレビ鑑賞時間など、毎日の暮らしの中にバランスボールに座る時間を持つと、緊張を解きほぐしてくれると同時に、フロントスイッチが育っていきます。

バランスボールがなければ、**椅子に座って上半身を軽く揺らしてみるだけでもOK**です。

また、**ロッキングチェアやブランコも同じ効果**をもたらします。

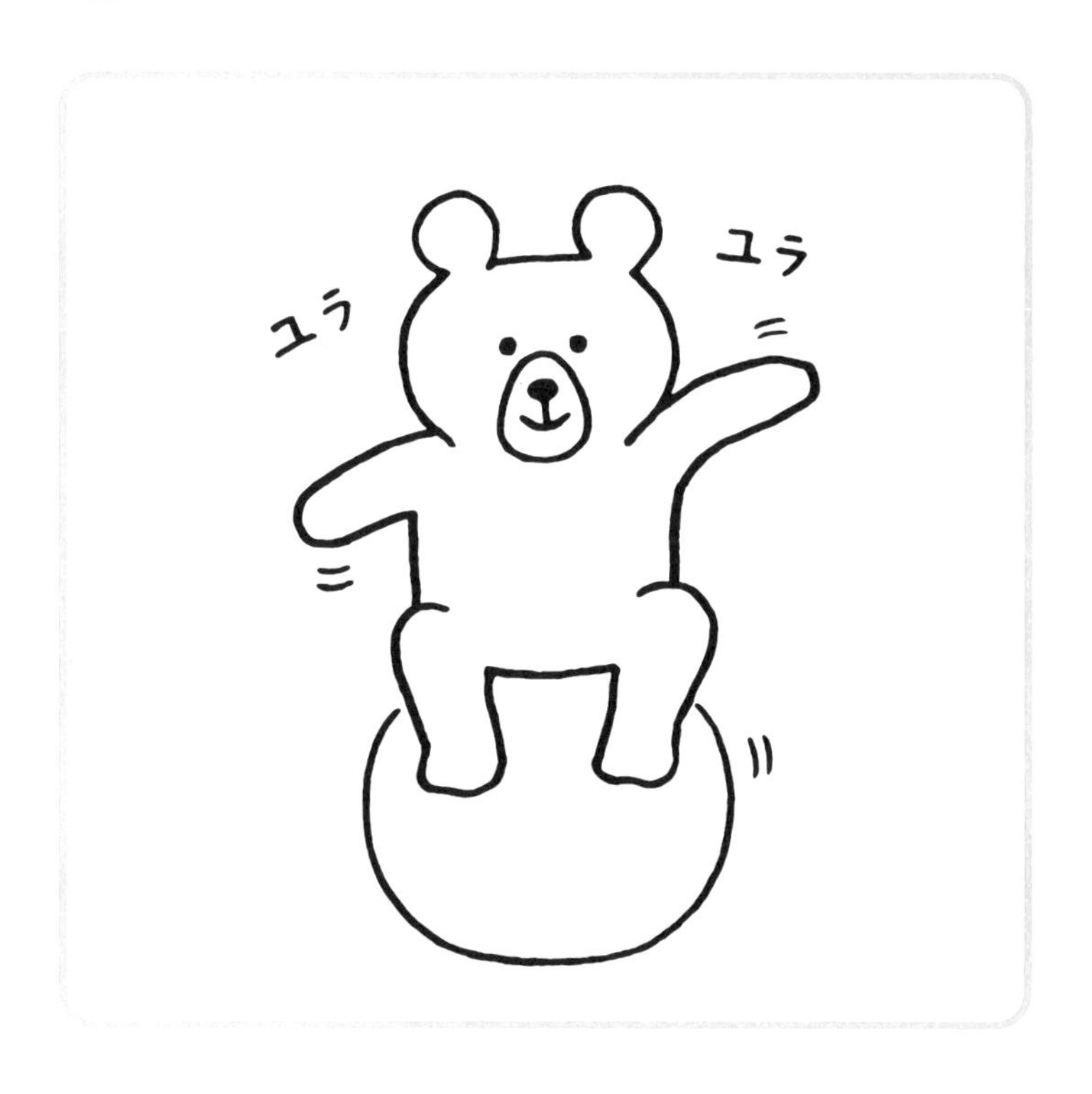

特にロッキングチェアはおすすめで、コミュニケーションが難しくなった認知症の高齢者の方に、表情が出てきたという報告もなされています。

押し入れに、飽きてしまったバランスボールがしまわれていたら、さっそく引っ張り出して活用しましょう。

普段から周囲に感謝する気持ちが持てれば、その人はいつも「つながりモード」にいられます。そして、この感謝の気持ちは、目の前に誰もいなくても、一人で行うワークでいくらでも生み出せるのです。

一番おすすめなのは、**日々の自分の生活に「どれだけの人が関わっているか」を想像してみる**ことです。

たとえば、一人でくつろいで好きなものを食べているとき、私たちは幸せを感じます。そのとき、間違いなくバックスイッチの「休息・消化モード」が働いています。でも、そこで終わらせず、その食べ物を売ってくれた人、つくってくれた人、運んでくれた人……、と**深掘りして想像し、胸に手を当てて感謝してみましょう。**

すると、一人で食べているだけにもかかわらず、自分はたくさんの人に支えられて

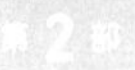

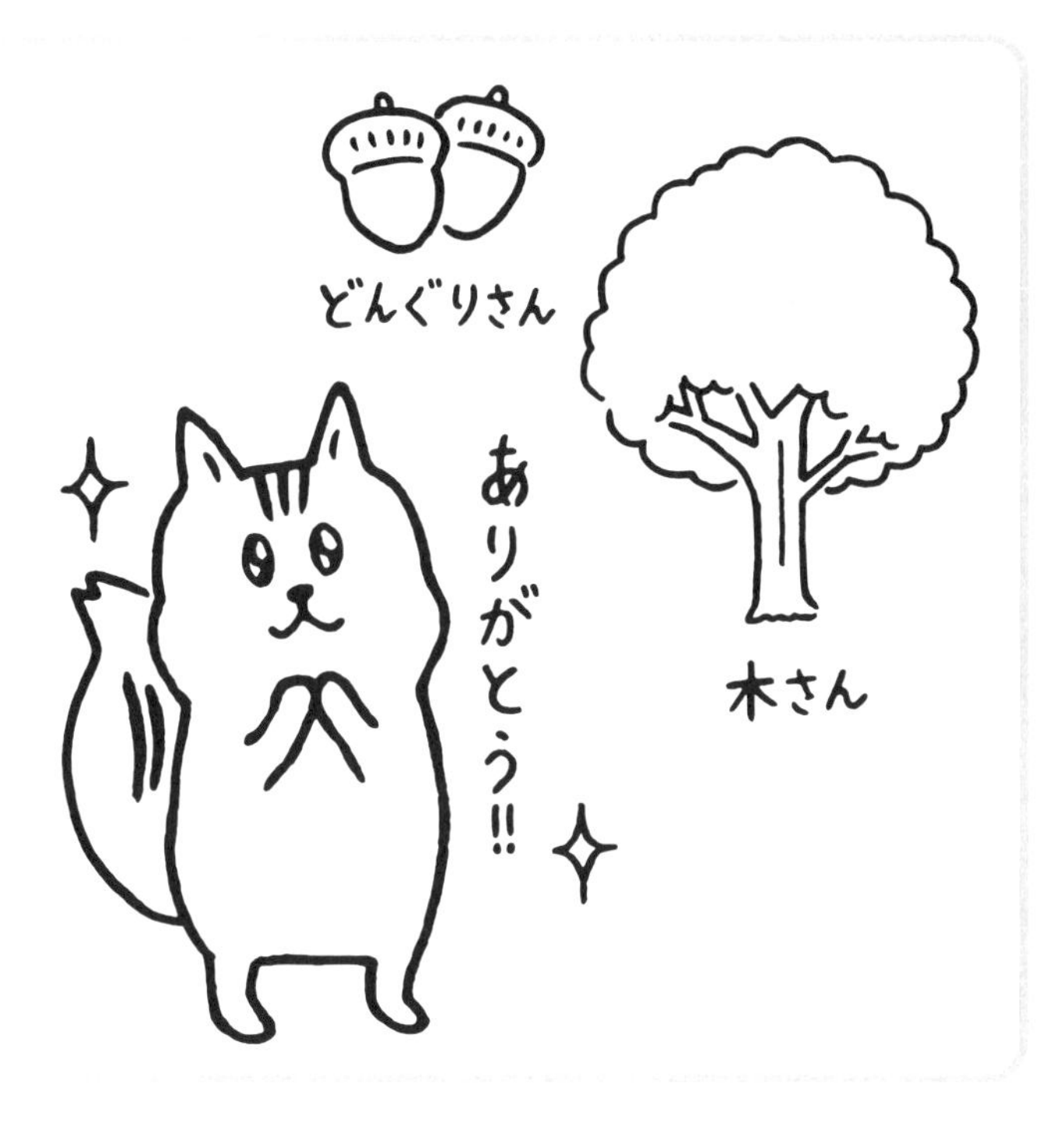

いるという気持ちが湧いてきます。

そして、自分もまた誰かの役に立っていると想像してみましょう。

もし、面倒なコピー取りを命じられたとしても、イライラするだけではなく、つながりを感じるチャンスと捉えます。

日々のすべてを、自分のフロントスイッチを含む神経を整えるのに役立ててしまいましょう。

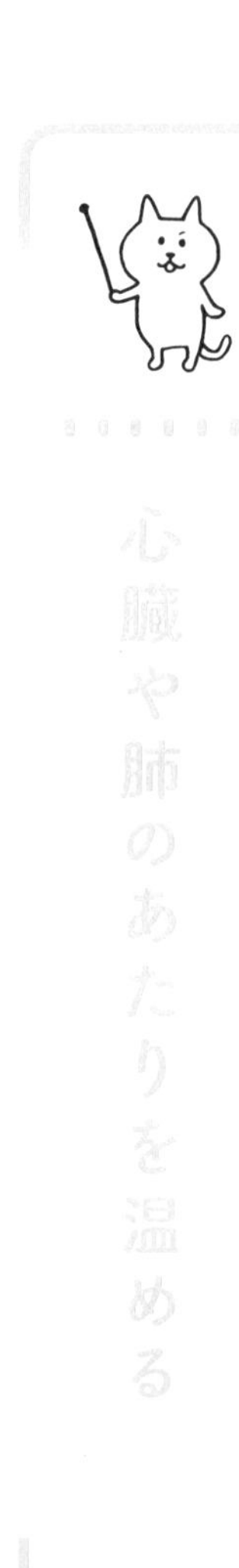

心臓や肺のあたりを温める

誰かとハグしたり、アイコンタクトを取ったりすると、私たちの脳内には、オキシトシンという愛情ホルモンが分泌されます。

そのとき、胸のあたりに温かみのようなものを感じ、実際に体温も上がります。

この状態を疑似体験するワークによって、フロントスイッチを育てることができます。

カイロや湯たんぽなど、**温かい物を心臓や肺などフロントスイッチが通っている体の前面に当ててみましょう。**すると、「温かさ」を感じますね。

たったこれだけのことで良いのです。

この〝温かさを感じた感覚〟を積み重ねていくと、やがて、人との関係性においても、温かさを自然に得られるようになります。

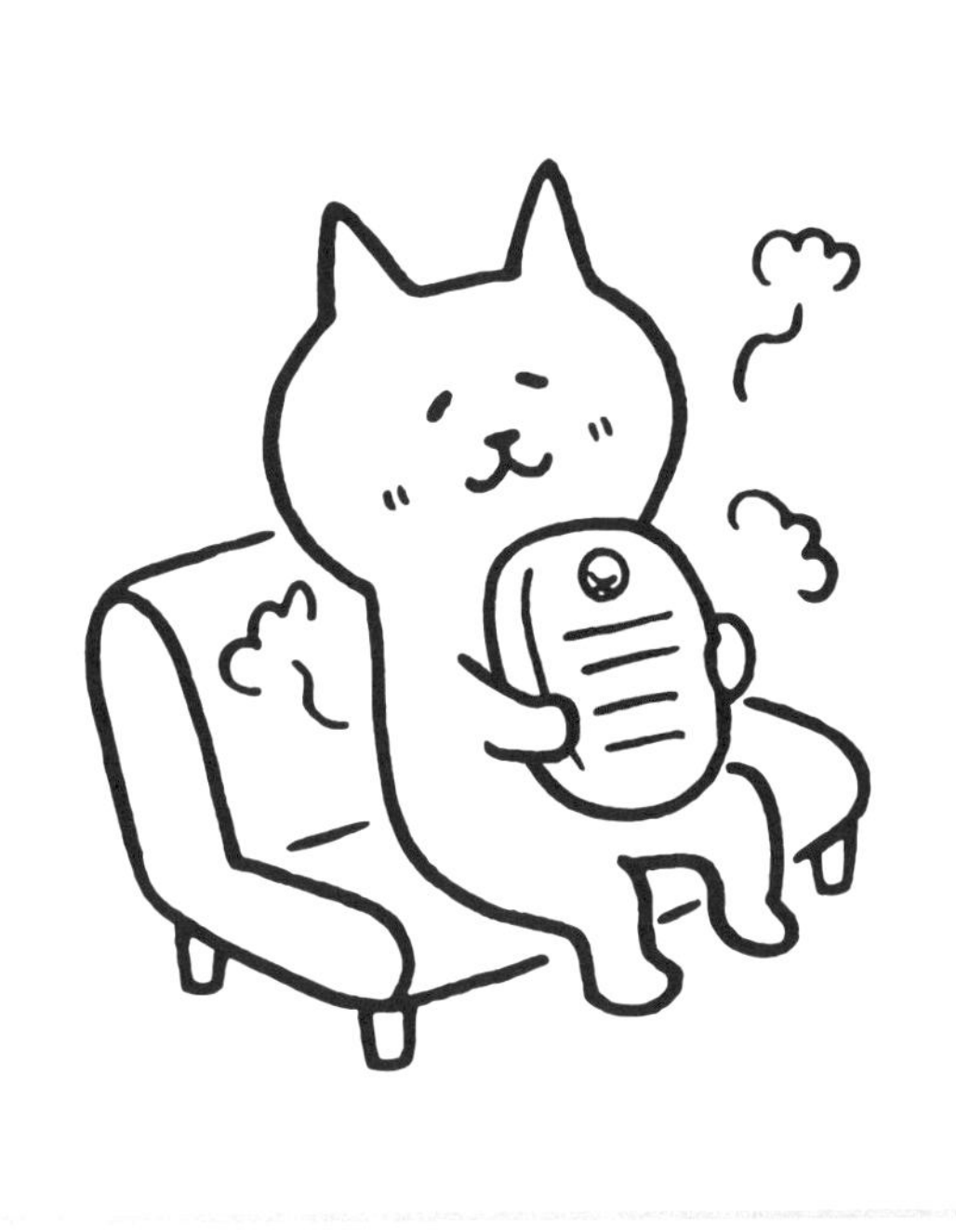

ただし、**温めるのは「身体の前面」**なのがポイント。

入浴して全身を温めるのとは、異なります。

あえて、フロントスイッチの通り道だけを重点的に温め、人とのつながりをイメージしてください。

ここまで読んでくださったあなたは、「安心のタネ」について、その神経のしくみが理解できたかもしれません。もし、理論はいまいちわからなかったとしても、ワークだけやっていただければ、それでもう充分です！　全く問題ありません。

ここで改めて「神経の土台（安心のタネ）」のしくみを簡単におさらいしましょう。「安心」とは、神経の視点から言うと、要は、自分の心身の反応である内側の感覚、**内受容感覚が調整されていて、予測性を帯びている**ということ。

「予測性」とは、**興奮・緊張をしても、いずれ必ずリラックスが訪れると、頭だけでなく、身体でも知っている**ということです。

リラックスの神経、副交感神経には、バックスイッチ（背側迷走神経系）とフロントスイッチ（腹側迷走神経系）がありましたね。これは、それぞれ休息・消化の神経と誰かとつながる神経です。

この2つを適度に刺激し、使っていくことで神経の土台ができるのです。

安心がさらに定着すると、ストレスに強くなったり、チャレンジできたりする自分を実感できるかもしれません。

気に入ったワークがあったら日常的に無理なく実践し、何か困っている症状や問題があれば、対症療法的に取り入れる。この2つをやってみると、パターン化された緊張や疲労、過敏性にだんだん変化が訪れるでしょう。

そして、**あなたの中に安心のタネを育てると、自ずとそれは、周りの人にも、社会にも安心のタネを蒔いていることになります。**

バックスイッチのワークをやって、ある程度穏やかさが深まったら、フロントスイッチのワークを。そしてまたバックスイッチのワークをやる。これを繰り返してみましょう。だんだん脳や身体が、のびやかになっていることに気がつくでしょう。

すると、緊張と疲労のサバイバル状態を、手放すことに成功します。

無理に人とつながる必要はありませんが、適度な距離感がつくれると、心身の機能が高まります。安心のタネが育った、整った心と身体であれば、自分も他人も大事にできる。これは、どんな世の中になっても生き抜いていける秘訣です。

そして、安心のタネが育つと、傍から見てもわかりやすい変化があります。

自分で変化に気づくだけでなく、次のようなことを友人や同僚、周りの人から言われるようになったら、ワークがうまくいっている証拠です。

- 顔色が良くなったね、肌ツヤが良くなったね
- 生き生きしているね
- 声がいいね、覇気があるね
- おしゃべりしていると楽しいよ
- 性格が丸くなったね

こういった変化のもと、日常を過ごし、目の前のことをやっていれば、あなたは自分らしくやりたいことを叶えていけるコンディションが整っていることになります。

夢を叶えたり、自己実現をしたりするのは、実は安心の状態の積み重ねです。

ですから、どんな状況・状態であっても、絶望したり、あきらめたりしなくて大丈夫。安心のタネを育て、流れを見定めていればいいんです。悪い時は続きません！

むしろ、創造性とチャンスの時が訪れるはずですよ。


さて、本書は大和出版からの発売ですが、実は大和出版から本を出すことが、私の長年の夢でした。マイベストセラーの何冊かを出している出版社だからです。

そこから声が掛かるとは思っておらず、突然与えられた機会に自分でも驚きました。

編集をしていただいた大和出版の時奈津子さんには、私が講演やセッションでお伝えしていることを、書籍でどう伝えるかのヒントを頂きました。また、時さんと私をつないでくださった松浦優美子さんにも、心より感謝です。

最後に、もっと詳しくポリヴェーガル理論について知りたい方は、参考文献にある本を参考にしていただけたらと思います。素晴らしい翻訳書や専門書も出ています。

かけがえのないあなたの中に、安心のタネが育ち、気楽さが人生の羅針盤になりますように。

浅井咲子

参考文献

- 『「今ここ」神経系エクササイズ「はるちゃんのおにぎり」を読むと他人の批判が気にならなくなる。』浅井咲子（梨の木舎）
- 『とても簡単！ 自律神経セルフメンテナンス』浅井咲子・田島功（特定非営利活動法人ratik）
- Dana, D. (2018). The Polyvagal Theory in Therapy: Engaging the Rhythm of Regulation. New York: W.W. Norton & Company, Inc. 邦題『セラピーのためのポリヴェーガル理論 調整のリズムとあそぶ』花丘ちぐさ／訳（春秋社）
- Kain,K. & Terrell, S. (2018). Nurturing Resilience: Helping Clients Move Forward from Developmental Trauma--An Integrative Somatic Approach. Berkeley, CA: North Atlantic Books. 邦題『レジリエンスを育むポリヴェーガル理論による発達性トラウマの治療』花丘ちぐさ、浅井咲子／訳（岩崎学術出版社）
- Kline, M., & Levine, P. (2006). Trauma through a child's eyes: Awakening the ordinary miracle of healing. Berkeley, CA: North Atlantic Books.
- Kline, M., & Levine, P. (2008). Trauma proofing your kids: A parents' guide for instilling confidence, joy and

resilience. Berkeley, CA : North Atlantic Books.　邦題『子どものトラウマ・セラピー　自信・喜び・回復力を育むためのガイドブック』浅井咲子／訳（雲母書房）
・『その生きづらさ、発達性トラウマ？　ポリヴェーガル理論で考える解放のヒント』花丘ちぐさ(春秋社)
・Levine, P. (2010). In an unspoken voice: How the body releases trauma and restores goodness. Berkeley, CA : North Atlantic Books.　邦題『身体に閉じ込められたトラウマ－ソマティック・エクスペリエンシングによる最新のトラウマ・ケア』池島良子他／訳（星和書店）
・Levine, P. (2015). Trauma & memory: Brain and body in a search for the living past. Berkeley, CA: North Atlantic Books.　邦題『トラウマと記憶- 脳・身体に刻まれた過去からの回復』花丘ちぐさ／訳春秋社）
・Nakazawa.D. J. (2015). Childhood Disrupted: How your Biography becomes your biology and how you can heal. New York, The Elizabeth Kaplan Literary Agency, Inc.　邦題『小児期トラウマがもたらす病　ACEの実態と対策』清水由貴子／訳（パンローリング）
・Netter, F.H. (2011). Atlas of human anatomy. 5th ed. Philadelphia, PA: Saunders.　邦題『ネッター解剖学アトラス（原書 第5版）』相磯貞和／訳（南江堂）
・Ogden, P., Minton, K., & Pain, C. (2006). Trauma and the body: a sensorimotor approach to psychotherapy. New York: W.W. Norton & Company, Inc.　邦題『トラウマと身体　センサリーモーター・サイコセラピー（SP）の理論と実践　マインドフルネスにもとづくトラウマセラピー』太田茂行／監訳（星和書店)

- Phillips, M. & Kain, K. (2016). Resilience: Resolving the somatic symptoms of early trauma. http://bestpracticeintherapy.com
- Phillips, M. & Porges, S.W. (2016). Connectedness: A Biological imperative. http://bestpracticeintherapy.com
- Porges, S.W. (2004). Neuroception: A subconscious system for detecting threats and safety. Zero to Three. 24(5), 19-24.
- Porges, S. W.(2011). The polyvagal theory: Neurophysiological foundations of emotions, attachment, communication, and self-regulation. New York: W.W.
- Norton& Company, Inc.
- Porges, S. W. (2017). The pocket guide to the polyvagal theory: The transformative power of feeling safe. New York: W.W. Norton & Company, Inc.　邦題『ポリヴェーガル理論入門　心身に変革をおこす「安全」と「絆」』花丘ちぐさ／訳（春秋社）
- 『「ポリヴェーガル理論」を読む　からだ・こころ・社会』津田真人（星和書店）
- 『図解雑学からだのしくみ』高橋長雄／監修（ナツメ社）
- Van der Kolk, B.A. (2014). The body keeps the score: Brain, mind, and body in the healing of trauma. New York: Viking press.　邦題『身体はトラウマを記録する　脳・心・体のつながりと回復のための手法』柴田

裕之／訳・杉山登志郎／解説（紀伊國屋書店）
・『手の治癒力』山口創（草思社）
・『シンプル生理学（改訂第6版）』貴邑冨久子・根来英雄（南江堂）
・『「いごこち」神経系アプローチ4つのゾーンを知って安全に自分を癒やす』浅井咲子（梨の木舎）

不安・イライラがスッと消え去る「安心のタネ」の育て方

ポリヴェーガル理論の第一人者が教える47のコツ

2021年 2 月28日　　初版発行
2023年11月20日　　9 刷発行

著　者……浅井咲子
発行者……塚田太郎
発行所……株式会社大和出版
東京都文京区音羽1-26-11　〒112-0013
電話　営業部03-5978-8121／編集部03-5978-8131
http://www.daiwashuppan.com
印刷所……誠宏印刷株式会社
製本所……株式会社積信堂
装幀者……山田知子(chichols)

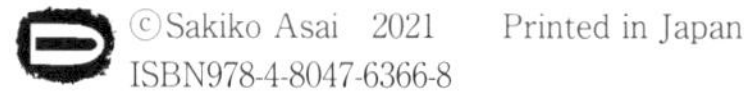

ISBN978-4-8047-6366-8